ENERGY S

校準

告別耗損關係，加深滋養連結，
每天都能做的能量斷捨離

丹妮絲・琳恩 Denise Linn——著
心意——譯

各界推薦

人體能量場有很多對應網絡，與宇宙萬物每個部分相連結，能量是一種意識的顯化，由意圖／意念所產生，而人的「起心動念」也是一種「意識的觸動」所產生能量變化。在感官覺受交錯式的衝擊下，讓人在心身靈複合體各個層面與客體的協同上，需要不斷淨化調和與療癒整合，讓生命能量流的旅程臻至圓滿。

作者提供獨特的心靈守護法則，從自我覺察陰暗自我（shadow self）、理解能量網絡的連結機制，到如何整復、轉化的操作工程，強化賦予自己天賦的意識能量（束）。對於處在認知世界現實中心物分離混亂的現代人來說，提供了心身靈安頓和樂的最佳終極指南。

——Amy逸美／意識結構研究會社團負責人

當我拿到這本書的初稿時，就無法放下這本書了。這是不可多得的自我能量照護與清理的教科書，丹妮絲輕鬆簡潔的文筆，觀念也非常正確，搭配栩栩如生的案例故事，就彷彿她在你面前親自講課般的生動有趣。

最後，不管外在世界發生了什麼事情，請永遠記得你是誰，當你記得你是誰的時候，你的內在就會非常強大，所有的問題自然會迎刃而解，一切都會符合你的最高福祉。這不只是丹妮絲一再強調的概念，也是我認為本書最重要的概念。

這是一本所有身心靈工作者都應該熟讀，也是會讓你功力大增的好書，在這邊強力地推薦給大家。

——王永憲／加拿大自然醫學博士

能量狀態造成了個人的生活現實，而思想心態又引導著我們個人的能量狀態。在人際互動中的愛恨情仇，或愛或恐懼的牽掛，形成了持續掛勾著的能量通道或能量束。

在近代不論是心理學或心靈靈修課程中，對於情緒勒索、能量爭奪、人際操控，甚至能量功法都提及了能量束的觀念及技巧。但本書將能量束做了最完整的整理說明；從其成因到應用技術，及破解與防護之法。對研究及實際修煉人際互動和能量運作的朋友們來說，是必備的參考書，也是一般入門朋友可以從能量角度了解人際互動的自助自保手冊。推薦您值得一讀！

——周介偉／光中心創辦人

如作者所言：「我們的靈魂熱愛真理，而通向真理的道路就是你的能量場必須足夠強壯才行。」同樣從事能量工作，所以很清楚這樣的想法。我們從出生開始便與這個世界作了連結，凡所感知到的或是意識到的、甚至幾世之前的關係都會因為我們此刻的存在而形成能量的連結。透過此書的分享讀者可以理解能量束的形成與如何強化自己的能量。

——庫瑪（Kuma）／《光的療癒者——活在第五次元的世界》作者

放下生命中不必要的負累，與他人擁有和諧愉快的連結，身心靈輕盈安康，是多數人的共同渴盼。本書作者例舉許多生動故事，娓娓解說「能量」是如何影響我們的生活與人際關係。為了提升更好的生命品質，須細心覺察那些耗損我們的能量牽絆，好好淨化與釋放。更別忘了帶著溫柔與愛，隨時滋養與善待他人。謝謝作者的智慧洞見，浩瀚宇宙中，我們都是一體的，彼此不孤單。

——潘月琪／資深藝文主持人．口語表達訓練講師．TED×Suzhou年會講者

生命就是能量，當我們能夠從根本去理解這一點並學會運用能量時，我們的生活就會發生驚人的變化。你準備好放下過去了嗎？你厭倦了關係中能量耗盡的無力感嗎？讓我們一塊跨步向前，讓《能量校準》這本書教會你所需知道的一切，並讓你更加了解生命中重要關係的形成、維護與強化。

——雪柔．理查森（Cheryl Richardson）／《紐約時報》暢銷書作家

這本書對我來說是所有探討能量以及如何使用能量或誤用能量的書籍當中，探討最為深入的好書之一。

——詹姆斯．范普拉（James Van Praagh）／《紐約時報》暢銷書作家

《能量校準》不僅教導你了解能量束是生命的一部分，和其運作方式，還教導你生命是能量施與受的一個大連續循環。你可以控制這種美妙、充滿智慧的能量，並運用它來引導你走向幸福的道路。

——約翰．霍蘭德（John Holland）／靈媒、《穿梭陰陽界》作者

丹妮絲在本書提供強大且易於理解的引導方針，透過學習辨識你的附著物、如何釋放不健康的關係並培養積極正向的關係，你會體驗到一種與眾不同的自由感！身為一個高度敏感的同理者，我發現丹妮絲的書既能給人力量又能令人感到安慰。

——凱莉．理查森（Kerri Richardson）／《你的雜物有話要說》作者

目錄

前言：放下的旅程 010
導讀：關於能量束的真理 014
1 理解能量束 023
2 探索你的能量束 097
3 切斷捆綁的關係：釋放耗損你的能量束 143
4 保護和屏蔽你的能量場 185
5 強化那些賦予你力量的能量束 239
後記 280

謹以此書獻給
盧安．西比克……
我的生命因為你，
而變得更加光亮。

前言／放下的旅程

當我們試圖以單一的角度看待某件事，我們會發現它和全宇宙都有關係。

——約翰．繆爾（John Muir）

約莫五十年前，皇家夏威夷旅館前有著一棵巨大的榕樹（也許這棵樹到現在還佇立在那裡）。對於觀光客來說，那只是島上的一部分，然而，對那些有靈視力的人們來說，他們會「看見」一條粗大且閃閃發亮的能量束，從樹上穿過酒店，一直延伸到地下室的一個SPA按摩中心。

這個按摩中心的位置頗為隱祕，除非客人已事先知道，否則，基本上一般人是很難找到這裡的。有趣的是，幾乎每個星期都會有人走進按摩中心，然後說他們是跟著樹上閃亮亮的能量束走進按摩中心。

當時，我在那家按摩中心和我的老師莫兒娜．西蒙那（Mornah Simeona，荷歐波諾波諾回歸自性法的創始者）一塊擔任按摩師的工作。莫兒娜是夏威夷的卡胡納（Kahuna，夏威夷詞彙，是當地對工匠、專家、僧侶、藥師、教師以及其他智者的總稱），也是傳統療法治療師。對於按摩中心這些絡繹不絕的人潮，我感到十分困惑，便問了莫兒娜，「那些客人到底在說什麼呀?!我沒有看到什麼閃亮亮的光束，一路從樹上連結到這個地下室啊?!」

莫兒娜緩緩地答道：「剛開始在這裡工作的時候，為了要吸引興趣相投的顧客，我就在這棵大榕樹裡錨定了一股連結到我們 SPA 按摩中心的能量束。因為，在我的傳統文化中，古老的療癒師會知道能量的錨定與連結該怎麼設置，所以，只要是能看到這個能量束的顧客們，就會自己走進我們的按摩中心。然而，並不是每個人都能夠有意識地看見這股能量束，這也是為什麼，當一些人走進我們的按摩中心時，才會異口同聲地說，他們不知道自己怎會走下樓到我們的 SPA，似乎是有一股莫名的能量牽引著他們。」

事實上，莫兒娜的生意也的確是興旺無比，甚至連國家元首也曾光顧。她接著說道：「即使你看不到那些將我們和宇宙連結在一起的能量絲（filaments）、能量束（strands）以及能量繫帶（cords），但它們就是確確實實的存在。有些人會強化我們的能量，加深我們與自己以及造物主之間的聯繫；然而，也有些人會耗損並削弱我們的能量。然而，當你了解了能量的本質，你不但能掌握生活中的重要事務，也會知道如何優雅地使用個人的力量。」莫兒娜的話語，開啟了我對於能量本質的了解，以及我們是如何地與宇宙連結在一起。

和莫兒娜相處了幾年後，我開始到世界各地去旅行，除了花時間和薩滿及大地治療師相處，也向他們學習原始部落對能量與療癒的見解。我發現，不同的原始部落間卻都有個共通點，就是認為我們的能量是與世界聯繫在一起的。為了讓生活更加平衡，每個（部落）傳統文化中都有強化或釋放這些能量束的方法。在本書中，我會分享自己多年來學到的一些方法，以支持你去了解這些能量束，獲得更和諧的人生。

本書會是開啟你了解能量〔能量纜（cables）、能量索（ropes）、能量帶（ribbons）、能量束、能量線（thread）、能量網（cobwebs）和能量絲〕流向的旅程。你會知道該怎麼使用古老的薩滿技巧，來釋放羈絆你的能量繫帶，也會學到該如何強化那些能賦予你力量的能量束。這不但是神聖的，也能提供靈魂一個暫時的棲身處。

能夠發現並釋放那些不再賦予你力量的能量繫帶，是一個放下的旅程……而且這也能協助你重新找回生命的脈絡。當你願意開始探險、認識並釋放那些限制你的能量繫帶時，你可能就會意識到該是放下負累的時候了。當你意識到阻止你成為真我的能量為何時，你就會發現生活中已沒有什麼人可以怪罪、沒有人有錯，沒有什麼好擔心的，也沒有什麼事真的可以讓人感到內疚或羞愧的。你沒有問題，你就是你，你是完美的。你不需要隱藏真正的自己，也不需要做個爛好人，總是先滿足別人的需求後再顧到自己。在你願意放鬆、放手的那個片刻，你就會了解到……一切安好如昔；而這也是本書更深層次的能量。

導讀／

關於能量束的真理

與人講話聊天時，你是否曾有越聊越覺得自己的能量逐漸低落，與此同時，對方卻變得越來越生龍活虎、神采奕奕的經驗呢？這現象可能是代表著：你的能量正單方面地流進對方，所以你才會覺得越來越累，而他們的精氣神卻是益發旺盛。

或者是，你有過那種沒來由地感到興高采烈的經驗？這現象可能意味著，與你共享情愛能量繫帶的某個人正想念著你，而他們的愛也隨著這個能量繫帶傳來（這種喜悅的念頭，通常會同時觸發接收者和發送者）。這些都是能量束在生活中呈現出的實例。

藉由這本書，你會認識那些可以提升、降低你能量的人事物，同時，你也會學到該如何釋放那些不再滋潤你的能量，以及如何保護自己的能量。我們的靈魂熱愛真理，而通向真理的道路就是你的能量場必須足夠強壯才行。透過本書所列的練習活動，相信你會從中逐漸了解能量的奧祕。

寫這本書時，我陷入了兩難的困境：一部分的我，並不相信所謂的切除能量繫帶以及使用心靈守護法，因為這會導致我們產生人類彼此之間是可以相互分離、孤立的錯覺。另一部分的我，那個在原始部落學過能量保護方法的我，又見識過惡意的精神攻擊以及吸取他人能量，所造成的毀滅性傷害。我的挑戰是，我想要分享那些可應用於生活的潔淨法及守護法給你們，但是，又不希望你們會產生人類彼此之間是可以相互分離的想法。

我希望人們閱讀我的書後，可以張開雙臂擁抱生活，能夠在融化他人的心房後，發現書中寶貴的知識。但又擔心分享了能量保護法後，可能會讓你對這個世界存有恐懼，並且產生他人可以隨意傷害你，以至你必須要隨時自我保護的錯覺。

最終，我還是決定跨步向前，並且教導你們我畢生在能量領域裡面所學到的知識。在這期間，我也會從靈性的角度來分享一些關於我們是誰的提醒，因為我知道這是真實的——你不是一個與周圍宇宙分離的人。從神聖的角度來看，你也無須保護自己；從更深層的意義來看，這一切都是你的一部分。

這本書是給有那麼一段時間，突然忘記自己是誰的你。身為人類，我們總是會忘記自己是誰，不僅僅是我，我們每個人都老是會忘記自己是誰，而這也是人類天性的一部分。當我們忘記自己是誰的時候，我們會相信自己和周遭的人以及宇宙是分離的。然而，那段忘記自己是誰的時間卻是無價的，因為我們會開始理解、學習如何斷開那所謂的負面能量束，並且學會延伸所謂的正向能量束。

從神聖的立足點來看，沒有什麼外在事物可以真正地傷害你。我曾經在一個瀕死的槍擊事件中有過類似經驗，當時連醫生都覺得身為受害者的我已經回天乏術。在這個深具意義且真實的經驗中……「我」進入了一道金色光芒中，也很確定地知道那就是「我」真正的家，一切都是那麼地熟悉，因為「我」曾經在那待過；事實上，「我」似乎是從未離開那個家。我在地球的人生反倒像是一場夢，而且有著我們是彼此分離的假象。

就在醫生們努力地為我做急救時，我進入了這個有著金黃色光芒的時空裡，我想起自己一直以來都知道，卻已忘記的事實：我們是宇宙中的一切。我進入的這個時空是如此真實，呈現出的實像景觀和我之前在地球所經歷的人生非常地不同，但，又是那麼地相似。我十七歲的人生直到那個時候，似乎都只是個夢，而我經歷的那個如天堂般的時空似乎才是真實的。

當我在講述這個經驗時，你可能會覺得不可思議也很難理解，就當醫生認為我已經死了，我記得那時的「我」正逐漸離開身體，並且成了萬物的一部分……無邊無際，「我」與眾生、萬物合一。你，也在那裡，我們都在。萬物一切存乎於我，也存乎於你，我們是合一的。

你是萬物的一部分。你是西藏白雪皚皚的山脈，也是非洲一名新生兒的氣息；你是北極清新的空氣，也是洛杉磯的裊裊煙霧；你是一個聖人的神聖能量，也是一個幫派成員的焦慮——這一切都是你，也是我。但，我們只有在非常高維度的意識狀態下（或者在我的情況，是近乎死亡），才會理解這個事實。

在這個紅塵俗世中，我們相信他人可以傷害我們，然而，那些人之所以可以傷害我們，是因為我們相信了「他人可以傷害我們」的想法。我們相信負面的精神攻擊、能量吸血鬼會把我們吸乾，而他們之所以可以，是因為我們相信他們可以。不僅僅個人信念導致這些負面實像的產生，還有人類的「集體無意識」。當我們因為跌倒、摔下階梯，而感到疼痛時，那個感覺是真實的；當人們對我們產生負面情緒，我們感受到的痛苦也是真實的。身為人類，我們成了「集體無意識」的一部分，這個「集體無意識」認為我們與萬物分離，而且周圍萬物可以傷害我們，因此這個傷害的實像儼然而生。

當我從另一淨土回來後，我記住了一個真理：我們是合一的，我們和宇宙也是合一的；然而，這個真理對我來說只是個記憶。當「我」回到自己的身體後，我立刻被我們所存在的時空給迷惑。我還是會動怒、還是會害怕被傷害、受傷了還是會生氣、還是有人會來消耗我的能量，那個對真理的記憶並沒有幫我減輕多少能量上的損耗。

我提出這個觀點，是希望當你在學習如何保護自己能量場，以及學習如何消除其他人所帶來的負面影響的同時，也能在最深層次上了解到，每一條能量束、每一個連結、每一顆恆星和星系——這一切的一切都是你。

當某人似乎在耗損你的能量時，事實上，真正在吸取你的能量的是，存在於他人身上那個部分的你。當某人似乎正在為你補充能量時，真正在為你補充能量的是，那個存在於他人身上那個部分的你。

身為人類，我們認為宇宙是遠在天邊，就像星星般的遙不可及。當我們想要尋找天堂時，我們只會想到那是要在通過死亡之門後，才能到達的地方。但事實是，天堂就在這裡，天堂就存在於你、我心中。就像是收音機的調頻一樣，你可以從爵士樂調到搖滾樂等不同的頻道，每個電台頻道都有它的範圍，不會互相覆蓋；而那個我們稱之為天堂的地方、那個我們彼此合一不分離的地方，就存在於當下現在，那只是個調頻的問題。你、我都是一個無所不在的波浪起伏頻率，只是在地球上，我們都把頻率調整到宇宙是分離的頻道上了。

但，即使知道這一點，你還是可以在必要時保護自己，還是可以將耗損你的能量繫帶切除。事實上，這麼做也是有必要的，因為你要能夠立足在自己的光中，才能觸及更高的意識層面。然而，我建議你在切除能量繫帶的同時，先觀看你的內心，找到（內在）能量繫帶存在的地方，禮敬並珍愛它……在未來，吸引負面依附的可能性會降低些。

你可能會問：「我怎麼可能去珍愛那些住在體內的施虐者或癮君子呢？那些可都是我

死命想從別人那裡截斷的能量繫帶啊，我怎麼可能會去珍愛它們呢？」所謂的「陰暗自我」就是你的批判和壓抑，而那些批判和壓抑的程度，也就是你在「召喚」那些你不想要的負面能量附著在你身上的力度。如果你無法珍愛這部分的自己（這比批判它們要好），那就成為一名神聖的觀察者吧！如果你可以覺察到這些不必要的模式，你就能夠釋放它（負面能量）；如果你批判它，它會分化你。無論你嚴厲地批判什麼，你都是在吸引那些你批判的人事物來到身邊。我知道這聽起來很奇怪，但事實上，你的批判其實就是在強化你和被批判人事物之間能量繫帶的連結。

曾有一位參加活動的學員傑瑞，趁著休息時間找我閒聊，在談話過程中，他提到所有的女駕駛都很差勁。因為，他幾乎每天都會被女駕駛亂超車，或者是差點被女駕駛撞倒。但是，他從未想過，正因為他那強烈的批判和信念，而四處吸引了那些技術差勁的女駕駛出現在他的生活中。

過去，我在書裡所提供的訊息大部分都是以跳躍的方式進行，因此你們可以像揀選櫻桃般的四處挑選你要的訊息。但是，這本書所提供的訊息卻是依照特定的順序進行著。

在第一章，你會了解什麼是能量束，以及附著在你身上的能量繫帶有哪些。你也會了解那些穿流於你、朋友、家庭成員、熟人和祖先之間的能量，以及了解那些流入和來自過去、目前戀人的能量流動。除此之外，你也會逐步了解所謂的夢境、鬼魂、星際連結、脈輪和天體等。

在第二章，你將探索自己身上可能會對（自己的）情緒和健康產生影響的能量束，並且你將了解所謂的能量吸血鬼、精神攻擊、毒人的依附等的無價訊息，也會了解到殘存能量和前輩能量會如何影響你的幸福等。此外，通過學習和掃描能量的漏洞，你將發現那些正在影響你、你的身體和住家的能量束。

第三章，將為你提供具體、有效、歷史悠久且功能強大的方法，來切除和釋放任何耗損或削弱你的能量繫帶。

在第四章，你將學到那些關於能量保護以及何時使用能量保護等，鮮為人知的訊息。你也會逐步學習如何密封、保護自己的能量場，以及何時使用和不使用它們的方法。

最後，在第五章，你將學到如何提振、強化和建立人群交流、愛情與歡樂的能量束，以及如何強化你和宇宙的神聖連結。你也將會學到如何在自己的住家創造一個專屬的神聖空間，且只允許充滿活力、閃亮的能量光束流向你、通過你，並在你的身邊流動。

你也會發現我經常用不同的言詞去表達、重複類似的信息。你甚至也可能會發現本書的某些觀點，曾經在我寫的其他書籍中出現過。其實，我是故意這麼做的，因為，「重複乃技能熟成之母」，而這也是一種非常傳統的教學方式。我的學習大部分都來自原始部落文化，這些文化中的智慧和故事，常是一次又一次地，以一種略微不同的方式告知族人，而這就是他們所認為的最佳學習模式。

我以全然的愛支持你繼續跨步向前，邁向這個神聖的旅程。

1

理解能量束

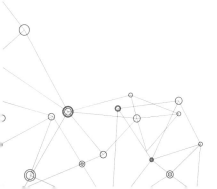

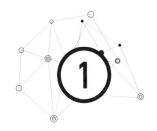

我們的生命像是汪洋中的島嶼，或像是森林中的樹木。楓樹和松樹可藉由彼此的樹葉輕聲呢喃……然而，樹根們也在暗黑的地底相互交融，島嶼們也在海洋底部相互交遊。

——威廉・詹姆斯（William James）

依附其他的人事物是人類的天性（也許這始於我們打從娘胎就有臍帶和母親連結著的關係）。我們對這些人事物的依附讓我們明瞭自己是如何地與周圍的世界連結著。我們的語言表達方式已經證明了，在潛意識中我們其實是對這些連結有察覺的，例如我們會說：感覺「被束縛」，或「沒有任何附加條件」，或者是「我需要斷絕關係」。從比較深的層次上來說，我們可以感受到自己與周圍世界的連結，即使我們看不到那些連結，但是，**這些連結是真實存在的**。

能量束雖是隱形的，卻非常真實地存在著，無數的能量線和通訊線，將我們與其他人、不同的地方和事物連結在一起。能量可以透過這些連結流動與消退。這些將我們與周圍世界連結在一起的能量束、能量繫帶、能量絲、能量縷和能量線，可能是輕薄、短暫的，也可能是像巨大的河流般流動，而且這些連結甚至可能來自我們的過去，並存在了好幾世代。強烈的情緒（例如：愛和恐懼）能夠通過以上這些能量連結迅速傳播；身體上的痛苦、愉悅、知識和智慧也可以通過此連結來傳遞。

有些附著物的能量是有益處的，它們會讓我們覺得生龍活虎、能量充沛；然而，有些連結卻不是這麼的有幫助，反而會耗損或削弱我們。當兩個人開始互動，能量繫帶就在他們之間形成了，而這個能量繫帶可以讓人感到活力充沛，也可以讓人感到精疲力竭。有時，你可以從能量繫帶中失去能量；有時，他人可以利用這個繫帶從你身上獲取訊息；甚至有些人會利用一些陰暗手段，藉由能量繫帶操控你。

大部分的人對這些能量繫帶是無意識的，但在潛意識中還是會感知到這些連結的存在。一些靈視者和通靈者，通常可以看到這些從太陽神經叢連結到太陽神經叢的能量束，不過它們也可以依附在身體的任何部位。兩人之間的情感關係越強，繫帶的連結就越強，而這個能量繫帶也可以讓我們感覺到另一方，即使那人在千里之外。有時候，我們甚至可以透過繫帶感知到另一個人的感受或想法。能量束可以將人們聚在一塊，然而，當關係不再具有建設性時，能量束會對結束關係造成困難。同時，能量束也能與不同的地點、場所連結。

西方文化中，大部分人對於能量束可以從他們身上連結到其他人與地方的了解是非常模糊的。他們以一種分離且彼此互不相干的方式看待世界，不覺得自己是萬物的一分子，而是把自己看成有別於萬物的優秀族群。他們並不了解，每個行動、每個人以及每個物體都有一股流動的能量絲與世界萬物連結的概念。

然而，過去那些以大地為本的原始文化，卻能夠了解能量場的密切與卓越。他們懂得如何感知那些可以促進美好生活的能量束，也懂得如何消除及釋放那些對他們生活不利的能量束。很多原始文化都相信，每個人都有一股能量絲與土地及其他人相互連結著。他們相信，如果人們旅行到很遙遠的地方，這股與土地連結的能量絲會因為過度延伸而變薄，人們也可能因此變得虛弱，甚至生病。對於人類的能量束是相互連結而且也和地球連結的想法，是全球原住民的共同信念。

在本書中，你將了解古代治療師一直都知道的祕密：我們生活在一個充滿能量的宇宙中，而能量隨時隨地都在影響我們。你將學習用傳統方法來恢復自己的個人能量、學習如何斷開有害的關係及過去事件，以及如何保持能量場的潔淨。此外，你會探索能量束與集體無意識的連結，你也會發現能量束與脈輪（身體的能量中心）、指導靈、天使、宇宙和造物主之間的聯繫。除此之外，你將了解自己連結到住家內部每個物體的能量絲，與擁有潔淨的能量場之間有什麼關係。你也會發現哪些能量束是在支持你的命運，以及如何釋放那些阻礙你的能量束。

什麼是能量束？

我把連結我們與周圍宇宙的能量繫帶稱之為「能量束」——也稱為「親和束」，因為除非「有緣分」，否則人、地、物的能量不會附著在你身上；換句話說，也就是彼此擁有相匹配的頻率。

我對「親和力」的定義是：人們對人、事、物、想法，所產生的自然吸引力；一種固有的相似度或協議；同時，它也表示一種密切的形似或聯繫。在化學領域中，親和性是原子結合在一起的驅力。我在本書使用此術語的方式為「正向親和力」，這意味著它可以增加你的能量，還有能夠消耗能量的「負向親和力」。這些能量束可以薄如微絲或蜘蛛網，也可以強大得像粗繩一樣。它們可以是柔韌的、流動的、柔軟的，也可以是剛性的、幾乎難以移動的。它們可以是透明的、彩虹般的隨著光線閃爍，也可以是暗淡的、黏稠的、密集的或是模糊的。

能量束不僅僅是連結人、事、地、物之間的乙太繫帶和星際繫帶；同時，它們還可以下意識地作為向我們周遭人、地、事、物發送和接收能量、訊息的一種途徑。人與人之間的關係是這麼運作的：當你與某人建立關係時（無論是負向消極還是正向積極的方式），具可塑性的能量絲會將你與其他人，以及他們與你之間連結起來，從而將訊息、情緒和能量頻率在你們之間流動。

來自原始文化中具有高度直覺力的人和薩滿通常能夠看見或感知這些能量束。正如我之前提到的，有時這股能量束會從太陽神經叢散發出來；有時也會從身體的其他部位發射出來，例如：第三眼那一帶、頭頂、心輪區，甚至是脊柱底部附近的海底輪。能量束的顏色、質地和大小都不同。戀愛中的兩個人，彼此心輪之間所形成的繫帶，可以很粗大、光彩照人且晶瑩剔透；顏色有藍色、綠色，甚至粉紅色或金色，顏色總是明亮動人。然而，如果有人憎恨另一個人時，連結他們的繫帶可能呈現出暗沉的豌豆綠或是骯髒的灰色，同時能量繫帶可能是黏稠且呈纖維狀的。

你和另一個人之間的能量流，可以使你充滿活力或是精疲力竭。在很大的程度上，能量也會像海洋般的起伏不定，有時是由你給予能量，有時則是你透過能量繫帶接收，有時你和另一個人會同時給予和接收。

如果你與某人聊天後感到精疲力盡，但是他們在談完話後卻是精神奕奕、充滿活力，那麼，這可能是能量束枯竭造成的。換句話說，能量從你這傳遞到那個人身上，他們卻沒有反饋能量到你身上，這就是一趟單程的能量旅行；所以，聊完天你會覺得精疲力盡。

你和過去所有戀愛關係的人之間，幾乎都存在著能量束的附著物。這些能量繫帶可能纖細的像是一股耳語，也可能粗的像高速公路。訊息、能量、愛的感覺和負面有害的想法都可以在這股能量束中來回流動。例如：你跟另一個有繫帶連結的人，同時擁有相同的想法和情緒，或者你們兩人可能同時出現在某個地方，或購買相同的物品，或直覺地知道對方在做什麼或有什麼感覺。

當（能量）繫帶的連結很強時，即使那個人身在地球的另一邊，你仍可能會感知到他們的情緒、身體疼痛或他們的想法……因為能量束讓你們結合了。有時，即使你和另個人沒有肢體上的碰觸，能量束還是可以成長並且變得更堅固。你可能會感知對方的情緒，並視為自己的情緒，甚至將他們的想法當成自己的想法；這特別容易發生在，如果對方是強大的（能量）發送者，而你是開放的接收者的時候（重要的是，你要有辦法辨認情緒是出自於你自己，還是來自於那個與你有能量連結的人。在本書中，你將學習如何分辨什麼樣的情緒是出自於自己，什麼樣的情緒是來自於他人）。

你是否曾在離鄉遙遠的他方，遇到舊識呢？當然，這個相會可能是個巧合，但也可能是因為能量繫帶的連結，把你們牽引在一塊了。當肉體之間的距離變近時，存在於你們之間的能量流被強化了，而且像是磁鐵一樣地把你們吸在一塊；也像是漁夫捲著釣竿上的魚線，要把釣到的魚拉上岸一樣。在關係中投下的情感越多，吸引力就越強（負面情緒往往會比正面情緒產生更強烈的吸引力）。你認識某人的時間越長，且越是與他們親近，那麼，這股能量束就會變得越粗越強。如果你多年沒有與某人聯繫，那麼你們之間的能量束可能會變得癱軟而且鬆弛。然而，一旦你們彼此靠近（通過電話、信件或是網路聯繫），這股能量束會提振、增強，甚至把你們拉到一塊。

多數人完全沒有意識到能量束對他們的幸福、安康和生活的影響。在本章節，你將會了解能量，並發現那些將你與周圍世界連結在一塊的能量絲、能量束和能量繫帶等。在後續的章節中，你將學到如何斷開那些耗盡你能量的繫帶，並增強那些能夠強化你能量的繫帶。

絕對可應付一切的能量三原則

一般來說，了解能量本質對於更深入地認識那些將我們與周圍宇宙連結在一起的能量束，是很有價值的。有三條絕對適用於能量束及一切萬物的原則。這三個原則也是構成即將探索的「關於自己能量流出與流入」的基礎：

1. 萬物都是由不斷變化的能量所組成。
2. 我們沒有與周圍的世界分離。

3. 萬物皆有靈。

1. 萬物都是由不斷變化的能量所組成。

那些生活在以大地為本的古老文化的人們都知道，所有形式的生命（從雲層、樹木、漫遊在大平原的水牛、山脈和石頭）都是短暫的能量模式。這是一種可以追溯到原始時代，世界各地原始宗族共同的認知。目前，在我們的概念中認為宇宙是固定的，與祖先的認知相違背。

我們沉浸在能量海洋中，這些能量在時間和空間中不斷地流動和不斷變化。萬物都是能量。物理學家們確認原子和分子——即使是看起來很堅固的物體——也在不斷地運動。在固定物體的表面下方（也就是存在於時間之河中），是一個能量不斷旋轉、融解和凝聚的場域。

所有生命都擁有與生俱來的和諧及宇宙秩序，因為能量脈動及電子波動會從存在中轉入、轉出。我們周圍（以及我們內部）的世界，便是這種能量模式在不斷流動的關係中的相互作用。它是宇宙中既對立又和諧的兩種原力之間的舞蹈：陰和陽、神祕和有形——也就是黑暗與光明之間無限又規律的永恆戲碼。

2.我們沒有與周圍的世界分離。

當我們汲汲營營地追求科技發展時，忘記了所有生物和地球萬物都是相互連結的原始智慧。我們忘記了自己是與活生生的宇宙相連結，而這個宇宙與生命萬物共同歌唱，並與心靈共同脈動。我們忘記了每個人和萬物都有靈性，我們都是純能量的呈現，且永遠都處在波動中。

這就是為什麼我們需要與這樣的觀點重新連結（就如同你在子宮裡與母親連結般的自然），並且銘記外在世界中沒有一樣不是你。由於我們目前採取線性方式來感知現實，因此無法在智力層面上完全理解這一點。

我們每個人的內心，都對超越時間、空間的「合一」和「一體」之地有所渴望、嚮往，也有所記憶。我們無法用言語表達，甚至無法以人們能理解的方式記錄下來。然而，在每個人內心深處，我們都是明瞭的。

人們在現代世界中遇到的許多困難，都源於一種錯誤的信念：我們是獨立存在的生物，我們既沒有親密地與地球相連，也沒有親密地與地球上的動物、樹木連結在一起。我們認為我們是彼此分離的，有時我們甚至是與自己分離的。

認為我們可以獨立於環境之外而存在的想法是一種錯覺，這種錯覺可能為我們帶來嚴重危害健康和幸福的隱患。正是這種信念使得全球汙染、仇恨、戰爭、貪婪，以及許多其他事物的流行成為可能，而這些事情不但充斥著我們的報紙，也困擾著我們的睡眠。由於這種彼此分離的集體信念，我們在情緒上很難感受到自己與私人領域之外的事物的連結。

然而，現在至關重要的是，我們不僅要將自我意識擴展到個人環境，還要將自我意識擴展到超越時間和空間範圍之外，不僅是環顧我們的家，還要環顧我們的社區以及地球。

3. 萬物皆有靈。

西方文化中，很少有人知道那些原始文化所理解的奧祕。原始文化知道，我們周圍的宇宙不僅是一個巨大的能量流動場，我們還與它們緊密相連，**而且宇宙中的一切都存有意識**。即使是最頑固的懷疑論者，也會同意動物是有意識的生物。現代科學已經證明，植物有自己的意圖，並能夠對人類的能量場做出反應；然而，石頭、山脈和河流的意識也不亞於此。古代的原住民對此很了解，他們會在釣魚之旅開船前，先向海洋神靈尋求祝福、在採摘植物時感謝植物，並在獵取動物後感謝動物延續他們的生命。古代原住民們腳下的地球，不被認為是無生命的：**地球**是**母親**。將感恩之情獻給地球，並且在挖掘她的肉體（土壤）之前乞求寬恕，因為那些以大地為本的原始文化都了解萬物一切都活生生地存在著。

從這些原則來看，它自然而然地呈現出：

1. 你是由不斷變換的能量場所組成。
2. 你並沒有與周圍的世界分離。
3. 你周圍的世界（和你內在的世界）是活生生的，並且擁有意識。

當你能夠理解外在的一切都是你，那麼，對於能量束的了解，以及釋放那些你不想要的能量束來說，會簡單許多。

我想另外提一下：雖然能量束有時會以線條的方式被看見，還有一種更深入的方式可以理解它們。我們能夠把能量視為線束，是因為它們允許我們將無法定義的東西予以定義。這就像是脈輪一樣，我們通常會把脈輪描繪成彩色的能量球，即使它們是朦朧且不全然是如此的樣貌。氣場和脈輪的顏色是流動的，而且不斷地轉換和變化，但是，當我們將脈輪和氣場視為彩色能量球時，會更容易了解它們。

這就如同上帝在許多文化中，會被賦予肉身的道理是一樣的，因為這會使我們更容易與他人產生連結。要我們與難以捉摸且四處存在的東西產生連結，可能是困難的。因此，如果你無法「看見」那些將你和宇宙萬物連結在一起的能量束及繫帶，請不要氣餒。能量的可視化，是一種幫助你了解能量的效用和成因的比喻。當你將它們想像成繫帶時，這也會使得所有繫帶切除和能量束釋放的方法更容易生效，從而為你的生活增添更多的祝福、恩典與愛。

在下一節中，你將了解有哪些獨特和特殊的能量束正在影響你的能量，進而影響生活。當你閱讀到關於那些可能附著在你身上的能量時，你可能會想要掃描自己的生活，以開始辨識出哪些能量束正在影響你。

你附著了些什麼呢？

我們每個人都有大量的能量束湧入周圍的宇宙，所以你並非孤立於世，你是與所有萬物連結在一起的……**所有萬物**。

你有能量束連結到自己的父母、兄弟姐妹、孩子、流產的嬰兒、兒時朋友、性伴侶、麻煩或奇怪的老闆、同事，甚至連結到精神領袖、治療師和療癒師。你可能自己創造能量帶、能量絲附著在公眾人物、影視名人、政治家、相交不深的人和鄰居身上。此外，你和你的住家以及住家裡面的所有物品、動物、目前的寵物和過去的寵物、過去的生活、祖先、你在世界各地居住時遇到的當地人、住過的房子、出生的地方、星辰、月亮、你的指導靈、天使、造物主，甚至是想法和概念之間……都有能量束連結著。你並不是孤立於世；相反的，你時時刻刻都在影響周圍世界，你也時時刻刻地被周圍世界影響著。

家庭束

身處在子宮裡的嬰兒，透過臍帶與母親相連。除了肉體上的連結，還有能量上的連結，而這個連結在臍帶被剪斷後，甚至可以持續。這也就是為什麼母親可以知道，她的寶貝孩子在不遠的路上遇到困難了。這個繫帶通常很結實，而且母親距離孩子多遠也都不重要，孩子還小的時候，這個繫帶可以伸展而且和距離長短無關。情緒能量在孩子和父母之間來回穿梭、流動。直到孩子變得更加獨立和自給自足，這個繫帶才會減少甚至消失。

有時候，母親和孩子都不願意放棄這種連結，這種關係可以保持支持、愛和親近；但是，當比較負面的情緒在彼此之間流動時，父母或孩子也必須承擔。例如：你和母親相處得精疲力竭，所以決定搬到遙遠的地方居住以爭取自己的獨立，但不知怎地，你仍感到精疲力竭，特別是在與母親聯絡之後。你們可以分開四十年，生活在不同的地方，但這個家庭成員仍然會耗損你的能量。之所以發生這種情況，是因為這股能量束變得厚實而黏稠，不管你身在何處，它還會在你們彼此之間延展。來自母親的能量束也可以充滿愛，讓流經過的能量溫柔地支持你度過生命中的高低起伏。任何家庭成員之間的能量線束都是如此；然而由於曾透過臍帶連結，母親和孩子之間的能量束往往更強烈。

即使你對父母不甚了解，或者他們已經過世，你與父母之間強烈的能量束連結還是存在著。被收養的孩子即使對親生父母一無所知，仍然與他們的親生父母連結著，如同他們與養父母之間的連結一樣。奇特的是，諸如食物偏好，甚至宗教傾向等事物也都可以透過這些能量束傳遞。連結雙胞胎之間的能量束特別強烈，通常就算他們相隔遙遠，還是能夠知道對方的感受，甚至是想法。根據家庭動態，這類型的能量繫帶可以增強或削弱。當家庭繫帶清晰而且充滿活力時，家庭成員之間的連結繫帶可以灌注一種持續、療癒且充滿活力的情感支持；然而，當這個繫帶停滯、沉悶和沉重時，則帶來反效果。換句話說，**無論你去到哪，你的家人都如影隨形**。

創傷可以透過家族的能量束傳遞，最新的科學研究也證實，創傷可以在家族世代中傳遞。二〇一六年，科學期刊《生物精神病學》發表了一篇標題為〈大屠殺的曝露引發了FKBP5甲基化中的代際作用〉的文章，文中闡述創傷可以透過基因傳遞給下一代。

西奈山創傷研究部門的主任瑞秋．耶胡達博士（Dr. Rachel Yehuda）領導了一項研究，她的團隊訪問了三十二名創傷倖存者及其子女，也為他們進行抽血，並專注於研究一

種名為 **FKBP5** 的基因。研究人員注意到他們身上所謂的「表觀遺傳變化」——指不是基因本身的變化，而是附著在其上的化學標記所產生的變化。舉例來說，第一代創傷的倖存者（如經歷二戰大屠殺、九一一恐怖攻擊或卡崔娜颶風），為了因應恐怖的事件，基因會產生遺傳適應或應變的作用。然而，沒有經歷過類似創傷的第二代，卻存在著完全相同的基因變化。耶胡達博士表示，當科學家們觀察倖存者的孩子時，發現他們在壓力相關基因上的同一位置，也存在著和第一代創傷倖存者相同的表觀遺傳變化。從靈性的角度來看，創傷能透過基因傳遞，它也透過家庭能量繫帶傳遞給後代子孫。

我的客戶蘿莉曾告訴我，她在成長期間，總會莫名地對身著制服的人感到非理性的緊張；旅行時，只要被要求出示身分文件總會陷入恐慌。她一直無法對這兩個現象做出解釋，直到有一天她與祖母交談之後，才稍微有些了解。

她的祖母是猶太人，童年恰逢納粹德國時代，她從未想要與孩子或孫子女們提起那個年代。祖母居住的地方很遙遠，也與蘿莉的父親關係疏遠，因此在蘿莉的成長過程中極少見到祖母，對她也不太了解。然而，在一次親密的談話中，蘿莉的祖母說道，儘管時隔多年，她依然存在著被穿著制服的男子強行帶走的恐懼感。祖母也和蘿莉分享了她小時候，需要出示身分證件（偽造的文件）時所承受的驚嚇；她雖然從未被帶到集中營，但幾十年來，那個黑暗時期的創傷卻一直伴隨著她。

這是一個祖母經歷創傷後，將創傷與恐懼透過家庭能量繫帶傳遞給子孫的例子，而且這也最有可能是蘿莉感到莫名恐懼的原因。蘿莉在做了能量繫帶的切除後，她畢生對穿制服男人的恐懼感，以及對出示文件時的恐慌都完全消失了。你可以切除負面能量繫帶，但同時仍然與你愛的人保持正面的連結。

即使身處遠方，家庭束也會對你的情緒產生強烈影響。當你們彼此的距離縮短，這種影響則會變得更為強烈。當某個人（也許是你久未見面的父母或者是舊情人）走進你的生活，那個盤繞在角落且乾燥的能量束，可能會突然變得緊繃、強化，就像是久未澆水而攤軟的植物一樣，在突然被澆水後，就會變得挺直且警覺。即使你久未見到某人，那並不代表連結著你們的繫帶消失了，它可能只是處在休眠狀態。

若是已經過世的家庭成員，你們之間的能量束連結還是可以很強勁。有時，這些連結具有持續性和支持性，但有時則具有耗損性。如果某人活著的時候，你能感受到他的愛與支持，那麼他死後，如果能量連結仍然存在，它還是可以持續支持你。然而，如果這位家庭成員在生前就會耗損他人能量或很黏人，那麼死後能量束如果存在，就很可能是耗損性的。

此外，你和不具有血緣關係的家人之間，連結的繫帶也可以很強大。我和我先生大衛、女兒梅朵，一起從華盛頓州的家開車前往舊金山灣區參加一場婚禮。大衛和我輪流開車，我們在進入俄勒岡州時迷路了（這發生在GPS普及之前）。那時輪到我開車，我對導航的想法就是停車、問人，然而大衛的想法是不要問任何人，他寧願仰賴地圖。我想停下來找一個可以幫忙指路的人，大衛卻對我的提議越來越生氣，他確信自己終究可以透過查看地圖來弄清方向。我們很少吵架，但此時我們的憤怒已節節高升，而且在蜿蜒曲折的農村更是越來越找不到路。

最後，我喊道：「我受夠了！當我看到下一戶人家時，我要停車問路！」就在說完這句話後，我們看到長長的土石路盡頭，有一棟小房子。我把車開進了車道，當車子滑行到這戶人家門前停住時，揚起的灰塵已把車子的兩側弄髒。大衛還來不及阻止，我已經下車，並且跑上階梯到了寬闊的門廊上。我捶打著這戶人家的前門、我厭倦了迷路、我也很氣大衛，因為他不採納問路的建議。經過一段時間，就在我決定轉身離開時，終於有人把門打開了。

當我轉過身，我的繼姐珊蒂赫然地站在眼前。這太令人驚訝了！多年來，我一直沒跟她聯絡，甚至連她住在哪都不知道，然而……她現在就真真實實地站在我眼前。最後，我們不僅知道路該怎麼走，也見到了她的丈夫及兩個女兒，而且我們還一起出去吃了晚飯。

這感覺起來就像是一種奇蹟，然而因為我了解能量束的運作，所以能理解這是如何發生的：這正是當兩個人近在咫尺，讓長期被忽視的能量束變得活躍，並將兩人像超級磁鐵般拉在一塊的完美例子。

祖先束

能量束除了可以將你和直系親屬連結在一塊之外，也可以藉由血緣回溯到好幾世代之前。在某些地區，這被稱為祖先症候群。你當然會與自己的祖先有些相似之處（例如：眼睛的顏色、身高），這可以簡單地歸因為基因遺傳，然而研究發現職業偏好似乎也是代代相傳（即使孩子出生時就被領養，而且對他們的祖先一無所知也是如此）。

事實是，我們每個人都是延續祖先血統的一部分，也是以後擴展血統的一部分。它是一種堅定不移的頻率、光和能量之繩，讓前人的情緒、經驗和思想傳遞到你身上或是流經過你。在很多方面，我們每個人都像是一棵老樹根上的嫩芽。你透過祖先束與自己的祖先相連結。

如果你的祖先都是高貴、優雅、高尚的人，那麼這些能量束可能對你大有益處。如果你的祖先不那麼光采或經歷過大規模的恐懼、創傷、憤怒、缺乏自信或悲傷，那麼這些情緒也可以透過祖先束傳遞到你身上。

換句話說，你所感知到的恐懼或沮喪可能不是屬於你個人的；它可能是從祖先那裡流露出來，並透過家庭繫帶傳遞給你。

有時候，透過祖先束所傳遞的情緒和感受，會真實得有如你自己的情緒感受，因為它們深深地嵌入你的內在。祖先束裡，那些可以影響你的事件包括：戰爭、壓迫、奴役、飢荒、瘟疫、毀滅性疾病、犯罪和冤屈等。即使你不了解自己的祖先，它仍然可能會影響你，因為你的能量繫帶和祖先連結在一塊，透過祖先你也會與那些事件連結。然而，很棒的是這些祖先束可以被釋放，你就不會再從祖先那裡承受負累，也不會傳遞給後代。

我的客戶科克，一出生就被領養，直到成年後他才意識到自己的真正的根源。他分享在童年時，就常常會用泥土將很多撿來的石頭「黏」在一起，做成一些小房子。領養他的家人對這項技能，和娃娃屋大小的精美創作感到驚訝。等成年之後，他從事祖先的研究時發現自己的血緣祖先是石匠，因此相信自己的技能就是來自於他們。換句話說，來自科克祖先的能量束已連結在他體內，而祖先的技能藉此傳遞給他。

另一位客戶朱莉告訴我，她總是有一種被壓迫的感覺，並且非常害怕權威，要是這個權威人物是日裔身分，更是令她畏懼。她也害怕大聲、大膽地說話，害怕與他人分享自己的想法。她說自己並不是一個有偏見歧視的人，所以對自己在面對日裔人士產生的情緒反應有所警覺。她想知道這一切感受源自於哪裡。

當然，朱莉會有如此的感受，可能原因有很多，包括她目前的生活問題、家庭成長、她小時候無意間聽到的事情，或者是前世的問題。然而，她做了一些家庭研究，發現她的幾個荷蘭親戚在第二次世界大戰期間，曾在荷屬東印度群島實習過，在那段時間裡，日本士兵曾讓他們經歷艱辛、困苦的生活。朱莉不記得家人曾和她談論過這件事，憑著這些訊息，她了解到她的狀況可能就是源自於此。（雖然這個案例是近代祖先對能量束造成的影響，但有時候我們會受到來自好幾世代前的祖先束影響。）

朱莉把愛傳送給那些曾經遭受過苦難的親戚們，然後切除了與那些事件相連的能量繫帶。幾乎是立刻她就感覺輕盈了些，她說這感覺就像是一個奇蹟，因為一直以來害怕大膽、大聲說話，以及對權威人士的恐懼似乎都消失了。她也分享說，之後就算被一群日本遊客包圍，也不再像以前那般焦慮（並且因為這股焦慮而感到內疚），能夠輕輕鬆鬆地與他們交談。

朋友和不熟的人

凱西來找我諮商，是因為自從她的摯友婚姻觸礁，凱西的情緒就開始變得不穩定。「我需要幫助，希望你可以幫忙緩解我的狀況。」她說。「我現在的生活很美好，與男友的關係良好，熱愛我的工作，覺得自己的健康狀況處於最佳狀態。但是，自從我最好的朋友婚姻面臨挑戰，憤怒、悲傷的浪潮卻意外地朝我席捲而來，而且這些情緒每次都來得出其不意。就在發生這種情況後，我打電話給我的朋友雪莉，她告訴我，在我感受強烈情緒的那一刻，她正在和先生吵架。」

她接著說：「我與雪莉的情緒相吻合，我可以感知到雪莉當下的情緒。我愛我的朋友，也不想結束與她的友誼，但是我需要擺脫這種情緒雲霄飛車的困擾。你能協助我嗎？」

你和朋友之間，甚至是和不熟的人之間產生能量束連結，是常見的現象。如果這個能量束強而厚實，那麼能夠感受到朋友的情緒也是常見的狀況（這有點像是電影《E.T. 外星人》，小男主角艾略特能身臨其境地感知到 E.T. 的一切感受）。我幫凱西做了能量束的切除，也跟她分享了一些用得上的方法。後來，凱西高興地回報說，現在即使她的朋友和先生吵架，朋友的情緒不會再干擾她，她也睡得更香甜了。凱西覺察到能量束的移轉強化了她與朋友的友誼，也讓她自己的生活更加平衡。

你甚至可能和偶然認識的人產生能量束連結，這類能量束能有多粗壯和強勁，有時令我頗為震驚。我的另一位客戶約翰先前出現喉嚨痛的症狀，他是一名教師，常會被班上的孩子們傳染風寒、流感，但是這次的喉嚨痛卻一直沒有好轉。他看過醫生，但找不到任何問題，當他來找我時，我能感知到一條灰綠色、近乎病態的能量束從他的喉嚨裡冒出來。

我問約翰是否知道身邊有誰的喉嚨出問題，但他想不出任何人來。我幫他做了能量束的釋放，在接下來幾天裡，他感到非常驚訝，因為持續痛了將近四個月的喉嚨就這麼好了（這很常見，這類能量束被釋放後，連帶有關的疼痛也會一併被釋放）。然後，我教了約翰幾招方法以防止能量束的反覆發作。

約翰隔周打電話告訴我，他發現同校另一位老師（他與約翰的教室只隔了一堵牆，而且約翰跟他不太熟）患有咽喉癌，他的喉嚨不但持續疼痛，他也沒告訴任何人自己罹癌的事。約翰覺得他和這位老師之間肯定存在著能量束的連結。然而，這種依附、連結是頗為常見的情況，即使只是偶然認識的人，你和他之間也可能存有能量束的連結。

我曾經在一個派對上，和大夥在起居室裡圍坐成在一個大圓圈。主人的貓在房間的中央漫步，並以非常性感的方式伸展四肢和滾動。我看向貓咪伸展四肢兩端的人：一個男人和一個坐在房間另一邊的女人。他們看似對彼此不感興趣，而且各自跟自己的男、女朋友在一起。後來，我聽說這兩個人一直有著地下戀情，雖然當時屋裡沒人知道，但是貓咪卻已略知一二。貓似乎感受到了他們之間流動的能量，所以才會呈現出正在享受這股能量的模樣。

這邊還有一個能量束可以如何發揮功用的例子可供分享。當我們一家住在西雅圖時，有個朋友丹尼。他去過我的一些研討會，也成了我們活動的幫手，總是支持著參與者和我們一家。有一次，我需要出席澳洲的一場活動做教學，他自告奮勇說要送我去機場，我也很感激。

在雪梨授課時，我下榻的酒店位在一個名叫曼利的海濱小鎮。就在抵達後不久，我去當地藥房買了些OK繃，排隊結帳時，我注意身前一名戴著沙灘草帽的男子。我對他說我很喜歡這頂帽子，由於隊伍很長，我們就開始聊天。我在這場談話中發現，羅傑（戴草帽的男人）最近到西雅圖時曾遇到丹尼，那頂草帽正是丹尼轉送給羅傑的！

這個情況是，丹尼和我之間有朋友束連結著，他的部分能量還殘留在那頂草帽裡，因此，當我和羅傑近距離接觸時，我的「丹尼朋友束」便開始振動，所以才會下意識地被這頂草帽吸引（即使我從沒見過丹尼戴過它）。

另一種可能發生依附的狀況是，強烈的情緒直衝你而來。它們可能感覺起來像是精神攻擊般的負面情緒，也可能是積極的情緒，例如有人傳遞大量的愛給你。精神攻擊是真實存在的，它們可以讓你失去平衡。然而，大多數所謂的精神攻擊並不是蓄意造成的。可能是某個人在胡思亂想時，剛好以強烈的情緒想到你，卻沒有意識到這樣子可能會讓你的能量場感到不安（有關這些體驗的相關信息，以及你可以採取防禦措施，請參閱第二章）。

在你想到「啊哈，我想到可以投射強烈情緒的對象了」之前，請記住一點：如果你以意圖傷害別人的方式使用能量，這股能量會像迴力標一樣返回到你身上，造成你生活中的不平衡。你或許會認為這麼做很值得，但事實並非如此。

但是，請不要因此對過去發生的事情感到內疚。即使你曾對某人非常生氣，那也不一定會對他們造成不平衡的狀況。這種強烈的情緒雖然會弱化另一個人，但是，**真正能夠對人產生影響的是，結合情緒與雷射般集中意圖的強烈組合**。大多數人都會有狂怒的時候，怒氣通常是向各個方向輻射出去，波及場域中的每個人，但這並不算是強大的能量場，因為它被稀釋了。只有當一個人有能力將自己的情緒和意圖結合，並明確集中在某個人身上時，這個能量束才會讓目標失去平衡。

另一方面來說，如果你愛一個人，並在清楚明確地想著對方時感受到這股強烈的愛，這個連結是可以很療癒又具有活力的。我如果感到一陣放鬆和歡樂之情流過身上時，常會沿著繫帶追溯發送者，若是認識的人就會打電話給他們，他們也幾乎都會異口同聲地說：「哇！我正充滿愛地想著你耶！」向某人發送愛的好處是，會立即產生迴力標效應，更多的愛會透過能量束回流給你。在這類型的繫帶上流動的能量具有療癒力，並且對發送者和接收者都有益處。

然而，如果有些不太正向的人與你連結上了，你可能會覺得自己的脈輪中心（體內的能量中心）卡卡的（這就像是很多人同時使用手機，會發生「塞機」的情況一樣，它會阻塞系統）。結果，你可能會不斷地感到精神耗損或體力過度消耗，如果那些連結你的人是黏人精更是明顯（如果想知道哪些人和你之間有極強烈的繫帶連結，請「掃描」那些不熟的朋友們，第一個浮現的名字幾乎都是正確的。有關如何執行訊息掃描，請參閱第二章）。

所謂的敵人束

注意那些來自你認為是敵人，或者不太希望你幸福的人所帶來的的能量連結。通常，你和那些非常不喜歡的人之間的連結，會比你和所愛的人之間的連結要更厚更強。你以什麼樣的強度在關注某件事，這個強度就會增強繫帶對你的附著。如果你對於你不喜歡的人有強烈的情緒，那往往會強過你的愛情能量束，因為不喜歡的情緒是比較強的。

我遇過許多永遠不會使用「恨」這個字的新時代人，他們說從來沒想過要有「敵人」，因為那是「不靈性的」。很多人會說，他們從未在生活中討厭過任何人或任何事，也對恨這個概念感到震驚。然而，當我觀看從他們身上流出的能量束時，有些看起來就如同那些坦承心懷仇恨的人的繫帶一樣。事實上，有時它們甚至更強大，尤其是在那些懷有「宗教狂熱」的人之間。宗教狂熱並不只限於傳統宗教，還包括那些與宗教或政治團體一樣熱心（並且同樣具有批判性）的新時代人。

當然，新時代社群中有許多人都有優雅、清澈且豐盈的光繫帶從他們身上流入和流出。社會各個階層都有擁有這些閃亮亮能量束的人，這些人是輕盈、明亮的人，從不厭惡他人，也不覺得有誰是敵人；他們為地球帶來活力和歡樂。但是，也有許多人壓抑和否認自己對別人的憤怒和怨恨（就像試圖將沙灘球壓向游泳池深處一樣），他們越是下壓負面情緒，負面情緒就越發強烈。

你所反抗的事物會持續存在著。如果有人抵抗或否認真實的自己，不論他們想壓抑的事物為何，都會變得更加強大，而那些相應、黏著的能量也會堵塞流動性。順道一提，如果你感受到所謂的強烈負面情緒，那並不意味你是個壞人或是不夠靈性的人，這只意味著你是個凡人。挑戰之處在於，當你批判這些情緒並且試圖壓抑時，它們就會對你造成傷害。壓抑，實際上就是強化了與壓抑相關的能量束。

「敵人」束、強烈憤怒束、怨恨束或苦澀束，似乎都可以「焊接」到你的靈魂中。想要否認它們的存在是很自然的，然而更好的策略是溫柔且充滿愛地接納自己。後退一步，用同情的心觀察自己。舉例來說，假設你發現自己憎恨某人，不要去批判或壓抑自己的感受，而是仁慈地對自己說：「天啊！真有趣，我似乎正在產生怨恨。」當你對自己有同理心並能夠接納自己時，繫帶就不會以耗損的方式附著在你身上，反倒會開始消失，因為它們已經沒有東西可附著了。

戀人及性伴侶的能量束

戀人間存有獨特的能量束。愛情的強度以及性接觸的激情，創造了強大的連結，這些能量束可以是美麗、強壯和清澈的，但也可以是暗沉、黏稠和沉悶的，特別是如果在性或情感關係中出現問題。此外，如果其中一方是黏人精或不值得信任，那麼常見的情況是，另一方會因為兩人之間強大的能量束流動，而感到一種持續性的耗損，**即使他們的關係已經結束也是如此**。這些能量束就是那麼地強大！

就算是隨意的一夜情，也會產生持久的繫帶連結，如果不予以清除，則可以持續數年或數十年。如果某人有數不清的戀人和性伴侶（特別是當其中涉及到罪惡感或羞恥感），也沒有清除這些附著物，那麼這些無數的能量束會糾結交織在一起，甚至可能妨礙此人未來與真命天子／天女的交往關係。

你是否有個久未謀面，但未曾完全忘懷的舊情人呢？你們兩人之間的能量束可能已經萎縮和乾枯了，但是一旦你們互相聯絡，或者只是對方突然想起你，也會讓能量束強化和變得緊繃。還記得前面提過久未澆水而癱軟的植物，只要一澆水就突然變得挺直而警覺的例子嗎？這就是舊情人間的能量束會發生的情況。

檢測過往的性能量束並清除它們是很重要的，否則可能會停留很長的時間，干擾你當前和未來的感情關係。我們與另一個人越是親密，能量就會益發強大、無所不在，在我們身上停留的時間也會越長。此外，即便你處於一段充滿愛的關係裡，計劃著兩人長遠的未來，記得定期清理你和伴侶之間的能量束，以保持關係和諧，這是很值得的。

有心人出自於慾望，可能將性慾望衍生成的能量束附著在你身上，這甚至可能發生在公共場合，某個陌生人傳遞了看似隨意（但強烈）的渴望到你身上。這不是善用能量的例子，而且會擾亂你的能量場。能夠理解這一點是很有價值的，因為如果發生在你身上，你就能夠釋放這樣的繫帶（或者為自己建立防護罩）。（有關建立防護罩保護自己免於不必要的能量入侵的方法，請參閱第四章。）

有個性伴侶連結的例子：你也許有個舊情人總自認是個情場高手，並相信自己所有的舊情人仍然都對他有所渴望。當你們在一起的時候，他可能已經透過這樣的思維在你身上植入了一條厚實、多汁的能量繫帶。就因為它是如此的強大，你們就算分手，它仍然可能存在並毀損你的能量。你或許覺得自己已經迎向新生活，並把他拋在腦後，但是他可能會定期想起你，甚至重複在腦海播放過去你們之間的性愛畫面。**每次只要對方這麼做，都會灌注更多的能量到這個能量束中，這麼做會吸走你一小部分的能量**。當然，他可能不知道自己正在將能量束深植到你的金場（auric field，又稱靈光場，是一種包圍在身體四周的能量場）上，但是他的想法仍會耗損你的能量。

你可能會想：「搞什麼啊！都多久以前的事了，我那時候甚至沒有很喜歡他耶，他也太自以為是了吧！為什麼對他的想法會不時地冒出來？」這類的雜念浮現，可能會特別令你覺得驚訝，因為你自認已處理好跟他之間過往的問題了，而且那人早已不在你的生活範圍中。這就很可能是他對你的回憶，正經由繫帶傳遞過來所造成。如果他對你的想法主要是與性有關，能量束可能會附著在第一脈輪甚至第二脈輪上（有關繫帶附著和脈輪的訊息，請參閱第三章）。如果他渴望你的愛，繫帶也可能會延伸到心輪，也就是他正在向你

「種植繫帶」。同樣的，他可能也不知道自己正在毀損你的能量。

除非你有一些「東西」沒有處理到（壓抑的情緒，或未解決的關係問題，甚至是你脈輪中的家庭負累），否則對方是無法將繫帶連結到你的脈輪。換言之，只有相匹配的頻率存在，他的繫帶才有可能附著在你身上。不妨把繫帶想成魔鬼黏的樣子：**如果你沒有魔鬼黏可黏貼的表面，它根本無法附著上去**。

有時你和舊情人之間的繫帶，也可能成為他與多重性伴侶間大量精神碎片的載體，以及重播他們舊時畫面的載體。換句話說，任何與他親密的人都能分享他與你之間的能量繫帶，因為他可能把所有人的能量都混在一起了。這種繫帶可能會讓你吸引負能量進入生活，並且很難去吸引健康且充滿愛的感情關係。

來自陌生人的能量束

你是否曾經在擁擠的環境中購物，或在街上與擁擠的人群站在一起之後，發現自己異常疲憊和精疲力盡？或者是在那天晚上做了奇怪的夢呢？又或者，當你從人群中回家，就算沒做任何會把自己弄髒的事情，你就是覺得自己不乾淨，需要洗個澡呢？能量束可以發送自人群或任何陌生人，然後鉤住你的太陽神經叢（solar plexus，印度瑜伽概念中的第三個脈輪，位置大約在胃部），他們可能不知道自己正在這樣做，就像你沒注意到這件事的發生一樣。不過，這情況有時感覺起來，就像是有人抓住你的胳膊在跟你說話。

如果你已疲憊不堪，鉤子會鉤得更深且更難脫落。比如說，你正在旅行且有時差，並處在擠滿疲累旅客的機場，那麼就很容易讓許多不屬於你的負面能量附著在你身上。除非你的能量強勁且充滿活力，否則當你身處在人群中，能量束就會朝你飄來。然而，只要你能發現這些能量束，它們是容易移除的，除非其中涉及到某些情緒，例如：人群中有人對你大喊大叫，或者暴躁的駕駛對你比中指。

如果你和陌生人在一起，發現自己將雙臂交叉在在身體前，這通常是一種潛意識的動作，用來抵擋附著物依附在太陽神經叢上。女性通常會在人群中將錢包置放在太陽神經叢前，這麼做除了可以保護財物安全外，她們也潛意識地在保護自己免除陌生人的能量依附。

在人群中另一種會發生的依附狀況是，你與某人眼神接觸的時間比平時長了一、兩秒，你們便被一條無意識的能量束連結了，你會很容易一而再、再而三地在公共場合看到同一個人。也許你先在一家餐館看到他，然後在一家商店看到他在排隊，隔一陣子又在另一群人中看到他。發生這種情況時，你就知道臨時繫帶已連接上，這不是壞事，只是需要稍加注意。

有個方法可以讓你判斷自己是否在外出時，不小心黏上了一些附著物，那就是觀察自己這一兩個晚上的夢境。你可能會做一些不尋常的夢，那些附著在你身上的能量，通常會出現在你的夢中，這些夢會讓你覺得是「不屬於你的夢」。

寵物束

有些最強勁的能量束是來自人類和動物夥伴之間。狗可以從深度睡眠中一躍而起，然後跑到前門去迎接主人的情況並不少見，即使主人並非在固定時間返家，而且距離家裡還有一英里遠也是可能的。因為狗可以感覺到在牠與主人間的能量束波動，隨著波動增強，狗便可以感受到主人已離家不遠。有很多寵物迷了路（可能是與狗主人一起度假或搬家後），然後自己旅行數百公里後返回家園的案例，例如三歲的拉布拉多犬巴克，從維吉尼亞州的溫徹斯特自行前往南卡羅來納州的默特爾海灘（全程超過八百零五公里），回到了主人身邊。

科學家宣稱，這是由於狗擁有靈敏的嗅覺，所以能夠找到回家的路（而貓則是對磁性的波動很敏銳）；然而，很難想像巴克能夠在成千上萬、有如茫茫大海般的各式氣味中，嗅出回家的那八百零五公里路。更有可能的是，牠是循著連結自己與主人的能量束回到家

（動物可能會返回原本的家，或是返回搬到新居的主人身邊，取決於連結的繫帶中哪一條比較強而有力）。

寵物主人的情緒也會經由能量流的方式「旅行」到寵物身上。寵物可以感知主人的情緒，並且經常透過模仿相同的情緒來予以回應。雖然情況並非總是如此，但是透過觀察寵物的情緒，我們通常能很容易地得知主人的情緒狀態。

寵物會透過潛意識的「承擔」，來擔負、緩解寵物主人身體的病痛，以減輕病痛對主人的影響。寵物會在主人出現病狀之前先發病，比如說寵物主人開始感到背部疼痛，那麼，常見的情況是寵物會先產生背痛的症狀，因為背痛的頻率已先透過能量束流動；或是寵物罹患糖尿病，那麼寵物主人可能有糖尿病的初期徵兆，而寵物正為主人抵擋、緩衝糖尿病的襲擊。

當然，主人和寵物的身體狀態不見得有這樣的連結，但你的寵物如果發生過前述的類似情況，你無須感到內疚。請不要因為自己的內疚，而貶低了牠們的天賦（即承擔你的身體狀況）。動物夥伴把「承擔」視為一種服務，以此作為對主人的愛。我們每個人都有自己的靈性之旅，而動物一樣也在牠們的道路上前進著，能為主人減輕疼痛以及降低身體不平衡的寵物，在心靈之旅中是屬於道行比較高深的。

儘管罕見，有時候也可能是相反的情況：人類承擔了寵物的身體狀況。某次旅行途中，醒來後我發現自己的右臂疼痛無比，但我不懂為什麼，明明睡在舒適的床上，也沒做任何費勁的事情，更沒有拉傷肌肉！於是，我打電話回家告訴我先生這件事，他說：「這很奇怪，今天我也無法帶薩迪去散步，因為她的右臂也在痛（薩迪是我們家可愛的米克斯老狗狗）。」我「承擔」了我們家寵物的疼痛，並體現在身上。

潘密拉告訴我，當她和愛貓小譚一起睡在床上時，她常常夢到自己在追老鼠甚至是吃老鼠。她相信這個夢絕對不屬於她，因為吃老鼠的想法對她來說很噁心，但是在她的夢境中老鼠卻嚐起來很鮮美。因此，她覺得這是因為她與小譚有強烈的能量束連結，才會夢到小譚的夢。

有時候這些能量束非常堅韌，即使動物過世了，靈魂還是會在主人身邊逗留。也許你有過從眼角瞥見已故寵物的身影，或是聽牠的叫聲，可能代表你們之間的能量連結還存在，所以牠的靈魂仍在附近。

有時候，這些能量束會彼此融合，已故的寵物會附身到別的動物體內，然後與原本的主人再次一起生活。卡莉的愛貓芝麻，只會從一個特別破舊的碗吃東西。卡莉認為那個碗很醜，所以拿新的碗替代，但芝麻卻一直悲傷地喵喵叫，卡莉只能重新拿出醜醜的舊碗給牠使用。無論卡莉嘗試了多少個不同的碗，芝麻就只要那個舊碗，最後卡莉終於放棄。

芝麻過世後，鄰居的貓生了小貓，卡莉領養了一隻，將牠命名為肉桂。隨著小貓逐漸長大，卡莉注意到牠的許多習性都和芝麻一樣。例如：每當肉桂被嚇到，就會死命躲到洗衣籃後面的小空間，就像芝麻一樣。牠也像芝麻一樣喜歡睡在同一個窗台上，同樣也會打鼾。每次吃飯時間到了，肉桂就會開始大聲喵喵叫，不願意吃東西，卡莉越來越相信肉桂就是芝麻（當卡莉翻找芝麻的舊碗時，肉桂竟然發出呼嚕聲，只要食物是裝在舊碗裡，肉桂都會開心吃飯）。

卡莉說：「我無法確實證明，但心裡知道肉桂就是芝麻。牠回到我身邊了。」有些能量束連死亡都無法抹滅。

與野生動物連結的能量束

我們和野生動物之間也有能量束連結在一起。很多年前，我和澳大利亞的原住民一起生活過。北領地部落的一位長老說想教我一些部落的方法，但必須確認我和他們屬於同一個動物氏族才行。於是我們去了原住民的聖地——叢林地，他們告訴我那裡的大地靈很強悍，會傷害外來者。為了騙過祂們，部落的原住民要我抓起地上黃色和紅色的赭石土往身上抹，又給了我他們的汗液，塗抹於身上的赭石土層，保護我不受大地靈傷害。接著他們要我背對著一棵樹坐下，看是什麼動物會來接近，這樣就能找出我的動物氏族。

背對著粗糙的老樹坐在地上，我感到不舒服且悶熱。螞蟻爬過我的腿，蒼蠅沉悶的嗡嗡聲又充斥耳邊，空氣感覺起來既沉重又壓抑。沒有動物出現！時間一分一秒過去了，還是沒有動物出現！我冒出的汗水已經滲出身上的「保護層」了，我開始擔心如果大地靈發現我是外來者可能會被激怒。

突然間，一隻大烏鴉在我附近停了下來。牠向我跳過來，一邊好奇地左右打量著我，這時原住民從灌木叢中跑出來說：「我們也是烏鴉氏族！」烏鴉則嚇得飛走了。長老表示：「既然我們是同一個氏族，這樣就可以教你一些部落的方法了。」而這也就是我與原住民文化美妙連結的開始。

在此之前，我與烏鴉並沒有過什麼特別的連結，我也沒有很喜歡烏鴉。然而，神奇的事發生了！自從叢林地的事件發生後，無論我去到哪裡，烏鴉都會朝我聚集過來。曾經有人這麼說過：「你和烏鴉是有事嗎？牠們似乎總是會聚集在你附近。」

是的，我和烏鴉確實有「事」，在澳大利亞叢林地的經歷，讓一股能量在我和當時那隻烏鴉之間展開了，透過那隻烏鴉，有一股光束將我和烏鴉的集體能量連結在一塊（當你以靈性的方式與野生動物連結時，也會與這個物種的集體靈性連結在一起）。因此，無論我走到世界的哪個角落，烏鴉都會在我附近聚集。

我們不僅有能量束與野生動物相連，動物之間也有牠們自己的能量束連結，例如：遷徙的鳥類會循著無形的能量束，來引導牠們遷徙的旅程。

圖騰動物束

動物盟友（也稱為圖騰動物或個人靈性動物），與氏族動物不同，圖騰動物是與你特質共鳴的特定動物。每個人都有一個或好幾個圖騰動物，當你知道自己的圖騰動物為何，能量束會將你與這種動物和牠們的集體精神連結起來。這是強大又奇妙的能量！

你可以透過圖騰束獲得能量，也可以透過圖騰束啟動自己內在潛藏的特質。假設老鷹是你的動物盟友，那麼你可能會比大多數的人更常看見老鷹的蹤跡，牠們會潛意識地感覺到這股連結，受到你的吸引。此外，強化這股能量束能提高你內在的「老鷹特質」，像是獨立性、能夠看到更廣闊的遠景、能在生活上變得更加專注與果決。

你和地球之間的能量束

在原始文化中，人們對於將我們連結到陸地、山脈、山谷、樹木、植物、動物、溪流、河流和海洋的能量束非常了解。多數以大地為本的文化認為，你出生時除了會有一條臍帶連結到母親身上，還會有另一股能量束將你連結到更偉大的大地之母身上。人類住在出生地的時間越久，繫帶就會變得越深越厚，倘若離開此地，對他的能量場的破壞性就越大。

我和澳洲原住民共度的那段時間裡，了解到他們相信有一條渾厚而結實的繫帶，將人類與其出生地連結在一塊。有人告訴我，旅行時這個連結的繫帶會變薄（就如我之前提到的那樣），會損害旅人的健康。一個人居住在某個地區的時間越長（特別是如果那個人的祖先也住在那裡），那麼這個能量繫帶就益發強大。

我邀請不同部落背景的長老前來美國時，很多人會告訴我，這樣的長途旅行很危險，因為能量繫帶可能會變得太薄。他們相信我們與地球的連結，就像是嬰兒與母親透過臍帶連結，大地的繫帶支持著我們，正如同臍帶支持著子宮裡的嬰兒。

我的一位澳洲原住民首領朋友納德簡，為了取回一位名叫雅根的原住民戰士頭骨，鼓起了極大的勇氣前往英國。雅根於一八三三年被殺，而他的頭骨以「人類學之好奇心」的名義被送往倫敦作為展覽品。納德簡雖然很介意自己的能量束會變薄，但是能夠取回族人的頭骨是更重要的。

你不僅和自己的出生地有繫帶連結，只要搬到新的地區，大地繫帶會延伸出去，並開始錨定在新的土地上。因此當你搬到新的地方，最好能打赤腳在地上走動一番，這會使你的大地繫帶更容易沉入新的土地並固定。一旦繫帶扎根了，你的身體和能量會更加踏實及平衡。

能量束將我們與大地之母連結的想法，可能是許多原始文化感到與地球連結是很重要的原因之一。這種與我們腳下土地相連結的需求，也可能是出自於生理因素。縱觀歷史，原住民們幾乎總是赤腳、坐在地上，也在地上睡覺。通過直接接觸（或透過汗水浸濕的動物皮毛做成的鞋子或睡墊，可充當電導體），存在於地球表面的一些電子會轉移到他們的身體裡。新的科學研究發現，環境是常被忽視但有益健康的因素，而生活在現代文明的我們，卻很少人懂得善用。與地球親密接觸被稱為「接地」，科學發現「接地」能為健康帶來巨大的好處。（在第四章，你將了解接地如何能夠有效地幫助你在周圍形成防護罩以保護安全。）

越來越多證據顯示，大地電流振盪所創造出的正向環境，有助於身體系統的正常運作。也就是說，直接接觸土壤，可以讓大地電流穩定我們器官、組織和細胞中的生物電子環境。此外，這些振盪對於調節晝夜身體節律的生理時鐘（例如：皮質醇分泌），可能是頗為重要的一環。

科學研究也建議，直接接觸大地土壤可以減少急性和慢性的發炎症。新興研究也提出臨床上睡眠模式的正向變化（包含睡眠呼吸暫停與失眠問題）、疼痛減輕、呼吸系統疾病減少、神經健康的改善和降低血栓形成等。其他研究則發現罹患骨質疏鬆症的機率降低、葡萄糖的調節獲得改善和免疫反應增強。

我們的身體在基因編程上，就是設定為必須接觸大地土壤。（只是過去五十年開始，我們穿的鞋子含有絕緣的橡膠或塑料鞋底，使我們與大地電流分開。）諾貝爾獎得主費曼在他的電磁學講座中指出，當身體接地時，身體會成為地球巨大電子系統的延伸，亦即我們的身體會進入自然和諧之中。許多結論性研究也顯示，人體接地對大腦和肌肉組織中的電生理特性，能產生顯著的影響，光是每天與大地土壤親密接觸幾分鐘就能有所不同。雖然我們的靈魂與自然界的連結仍然存在（地球、樹木、植物、丘陵和山谷），這股將我們與大地生命線連結的臍帶，但是大多數人與地球連結的繫帶都頗為薄弱，以至於處於危險之中。

與大地連結令人著迷的地方，就是與我們祖先相關的土地進行連結。常見的現象是，當你站在自己祖先的土地上時（即使你不在那個地區長大），一種似曾相識的感覺會浮現腦海。這是因為沉睡在我們的體內祖先土地能量束會被啟動，開始振動且豐盈起來。

我的一位客戶羅素，知道他的遠祖是來自蘇格蘭，但是在他四十六歲前從未去過那裡。他說，在蘇格蘭只要看到荒原和高山，就覺得自己回家了，他感到堅強、踏實與平和。原因可能很多，但其中一個是寄居在他體內的祖先記憶被喚醒了，並透過他的能量束來到那塊土地，而祖先的記憶也藉由土地回傳到他身上。

除了那些將我們連結到地球的能量束之外，似乎無生命物體也有能量束與大地相連。當我跟一些澳洲的原住民朋友，和一位在原住民婦女委員會工作的朋友一塊探訪烏魯魯（即艾爾斯岩）時，他們告訴我絕對不可以拿走烏魯魯的任何一塊石頭。那些石塊已緊密地與大地相連，不喜歡被移動（這是眾多原住民文化的傳統智慧），因此撿取或移動這些石頭被認為會帶來厄運。該區的一名護林員也表示，他常常會收到一些附帶著手繪地圖的石頭，好讓他把石頭放回確切的位置。顯然有不少人把石頭撿回家，遭逢了厄運，所以才會歸還這些石頭，期望好運能夠再度降臨。

來自童年與過往的能量束

你的能量束不僅可以將你連結到地球上的某些地方與位置，它們也可以錨固在過去的事件中。也就是說，我們不但可以和自己的舊經歷連結，甚至還可以連結到自己的幼兒期（包括創傷事件和美好事件）。從能量的觀點來看，最好不要有太多的繫帶將你連結到過往，這只會堵塞你的內部迴路。例如你在童年時曾有被紅毛狗咬傷的恐怖經歷，和這個事件的能量可能就會形成一個能量附著物（事件雖然過去了，但並不表示完全消失，還是可以繼續在你的能量場中擺盪著）。往後要是你遇到一隻紅毛狗（或和紅色頭髮的人擦身而過），過去「被紅毛狗咬傷」這個經驗的能量繫帶，可能會立刻變得豐盈，當年的創傷會流入潛意識中，因此你將突然感到一陣原因不明的頭痛。我們大多數人，都有數百條甚至數千條能量束把我們與過往相連結，它們都可以瞬間被啟動，會使你很難活在當下。

前世束

有時你可能會跟前世住過的地方之間產生「位置束」（location strands）。你是否曾到達一個新的地方，卻產生強烈的似曾相識之感呢？也許你第一次到某個國家旅行，卻覺得一切都很熟悉？能量束不僅可以將我們與出生地連結，也可以把我們（或我們的祖先）曾經居住的地方連結起來，還可以穿越時空，將我們與前世相連結。這些相連結的繫帶可以持續好幾世代，這就是為什麼我們會以看似神祕的方式找到自己前世所認識的人。當深深的信任和深刻的愛情發生時，這些繫帶是光彩照人的，而且可以再次地把你們拉在一塊，就像是近距離接觸的兩塊磁鐵。

當前世與你關係密切的人就在附近時，即使那是一段麻煩的關係，你也會變得像個音叉，開始與那個人以相同的頻率振動或產生共鳴。能量束接著會將你們拉到一塊，如果你們有未解的情緒存在（無論是正面或負面的），情況會更甚。當你遇到這樣的人時，有時會有似曾相識的感覺，覺得自己認識這個人，卻又不清楚是在何時何地認識的。想要釋放或增強前世的親和束，只要用處理普通能量束的方法就可以了。

合約、應許和承諾束

無論你何時做出承諾、誓約、應允或簽署某項合約以滿足其要求時，一股能量束會將你與此承諾的能量連結起來。你的承諾也有意識，就像人和動物一樣。連結到概念的能量束，影響力也能像連結他人的繫帶一樣強大。這很難理解，不過事實就是如此。

當你向另一個人做出承諾時，承諾束會產生結合效應。例如：你在結婚時說出「我會愛你、尊重你直到死亡把我們分開」，在那一刻（你真心誠意說出那些話的那一刻），強大的承諾束會將你和心愛的人連結在一起。即使你們後來離婚，能量束通常還是完整保持著（除非有意識地被釋放）。這就是為什麼舊有的情感關係通常很難放手，因為承諾束仍然與你連結在一起。

然而，如果你全心全意地對非實體的事物做出承諾（例如：效忠你的國家），那麼一股能量束就會把你連結到自己國家的集體能量中，而這其實是一個想法，不是一個東西。爾後，如果你對自己的國家感到失望，但沒有切斷承諾的繫帶，那麼你的能量可能會失衡，因為你的心態與你的承諾並不一致。

念頭束

就如同你的承諾有能量甚至有意識一樣，念頭也是如此。這就是為什麼常會有好幾個人雖處在不同地域，卻同時擁有相同念頭的情況。因為這個念頭的意識出現，然後在天空（或乙太）中漂浮，尋找有緣人進行連結。如果剛好有幾個人振動的頻率與念頭的頻率相同，它就會與這些人連結。這個概念對原始文化的住民來說，並不奇怪。

當我和澳洲原住民相處時，他們告訴我，藝術設計和創作主題會穿越無形的領域，尋找有緣人（通常會是個孩子）採用並將之繪製出來。有時這些設計會透過家族束傳遞，就算**後代對此藝術作品完全不了解**，仍有可能繪製出祖先的設計；有時設計則會隨意選擇它想依附的人。無論如何，相關的文化知識確實會提到藝術有自己的意識、自己的意志和自己的慾望。

這個來自原住民族的觀念，充分反映在伊莉莎白·吉兒伯特非凡的著作《創造力》。她在書中談到，雖然念頭沒有實體，但的確擁有意識，甚至擁有意志——它們是精力充沛的生命形式。伊莉莎白相信地球上不只有動物、植物、細菌、病毒的存在，還包括念頭，這些念頭雖然是與我們分離的，但是**它們能夠與我們互動**！它們可以來「敲門」，如果你沒有與它們連結，它們就會去找另一個接收者。伊莉莎白指出，念頭在我們的周圍如同永恆的漩渦，尋找著有意願和有時間的人類夥伴，這包括所有的想法：藝術、科學、工業、商業、道德、宗教和政治。

來自集體無意識的能量束

「集體無意識」是榮格創建的一個術語，指的是全人類所共有的無意識心智。這是一種集體現實，我們全都與之有關且受其影響。榮格寫道，集體無意識包含了「追溯到最初的遠古時期，我們祖先的精神生活。榮格覺得集體無意識對人類產生了深遠的影響，像是人們會同時擁有相同的夢境。

他也寫到一個事實：即使原始意象和原型之間距離遙遠，也會同時出現在各式各樣的人身上。你是否聽說過世界各地在短短幾天內，產生相同的發明、念頭或相同的科學發現呢？這種情況發生的次數，遠遠超出我們所知道的數字，而這就是我們與集體無意識和念頭意識相連結的結果。

集體意識內含有不同的頻率層，通常我們與其中某個頻率的連結會特別強。比方說，有些能量束會將我們與宗教、政治團體、種族和國家的特定繫帶連結起來，端看你所認同的是什麼。有時，你和這些團體之間存有如髮絲般細的能量束，有時能量則可長成如同樹幹般大小。舉例來說，一個強烈認同天主教的教徒，往往會產生粗大的能量繩，與天主教的集體能量場連結。認定自己屬於某個政黨的人，往往也會對該黨的集體能量領域產生連結。因此，在選舉後的幾天裡，許多人會抱怨說，他們感到異常沮喪和疲憊（或異常興高采烈），部分原因在於能量束將他們連結到集體政治能量場。

許多人的情緒經由能量束傳遞到他們的政治集體意識中，這些情緒被集體能量場（來自感受相同的眾人）的綜合能量放大加強，然後再回傳到那些有連結的人身上。所以即便有些人沒有特別投入選舉活動，集體情緒的能量束還是可以影響那些稍微親近某個政黨的人身上，所以，他們也可能會莫名地感到沮喪（或興高采烈）。

觀看令人覺得心煩意亂的新聞，會讓你與那些事件產生繫帶連結，對某些人來說，他們彷彿是身臨其境。二〇〇四年，泰國在發生海嘯之後，很多人因為看了電視報導而飽受摧殘。他們日復一日情緒激動、心煩意亂地觀看海嘯事件的影片。瑪麗，一個因為我的書而認識我的讀者，打電話給我，因為她需要我協助處理她無法停止觀看這些新聞報導的情況。事實上，她對此感到憤怒，而且氣到和我說話時不停啜泣，還感到呼吸困難。由於對這場悲劇感到哀慟，瑪麗提到自己因此無法入睡，嚴重地影響了日常生活。

與此同時，我的朋友艾力克和他的泰國籍太太，剛好住在離海嘯發生地不遠的一個村莊，他卻說：「丹妮絲，這裡很平靜呀！我們其實對此一無所知，因為這裡沒有電視，我們也沒收聽廣播。」他告訴我，一些美國朋友可說是黏在電視機前面，還一直打電話給他分享海嘯的新聞。有些人甚至還因為他並沒有因此感到沮喪，而對他生氣。艾力克對朋友的怒氣感到驚訝，因為村子裡的生活還是一如往常，村民沒有心煩意亂也沒有牽腸掛肚，根本沒有意識到這個災難事件。

艾力克的心神並不像很多人因為海嘯事件而有所耗損。然而，距離海嘯發生地點數千英里外的瑪麗卻非常沮喪，這是因為她在電視上一次又一次地觀看恐怖的影像，與海嘯事件的集體意識連結了起來。我建議瑪麗不要再觀看新聞，並利用省下來的時間去做實質、有意義的事情，像是做志工或是捐錢給紅十字會等。一周後，瑪麗回我電話，感謝我提供的相關建議，當她開始採取實際行動（並停止看新聞）時，她就感覺好多了。

二〇一七年美國總統就職典禮結束後，許多人與我聯繫，並分享他們的焦慮。有些人說自己非常痛苦，身體出現了頭痛、胃痛和呼吸困難等不適的症狀，也有許多人分享了他們的憤怒、沮喪，並談論他們的情緒如何嚴重影響了生活。另外也有人是對那些心煩意亂的人感到憤怒，他們抱怨說：「那些人也該停了！」

在這些案例中，每一個人顯然都與選舉期間的媒體報導有所沾黏。他們正將焦慮的情緒投注到混亂的集體情緒中，而那些集體的負面情緒則以更強大的力道回傳到他們身上。

我們家沒有電視，不會看到戰爭、颶風、海嘯、地震、政治等恐怖的視覺影像。我們透過收聽廣播或閱讀報紙來了解世事，但是不會觀看針對重大事件抽絲剝繭的報導。我們發現在觀看視覺報導時，幾乎不可能不和世事的集體無意識產生連結。

了解世界動態是好事，但是，當你對你無法改變又無能為力的事件感到心煩意亂時，就會耗損你的能量，也會削弱你在世界上產生正向、積極影響的能力。如果你覺得自己無法不看世界災難的相關新聞，這裡有個建議：不要只是陷在自己的情緒中，請做些實質、有意義的事，例如參加遊行、做志工、捐款、打電話或寫信給你的議員反應意見，或是聯絡有關的組織。對你所關心的事採取行動，不要讓自己的能量頻率把你拖累到生病或情緒失能。

夢境束

有天早上我被一個關於海草，且充滿愛的夢境殘影給喚醒了。印象中我從未夢過海草，也不會經常想到，海草甚至可說是不會在我生活裡出現的東西，所以這好像只是一個愚蠢的夢境。那天稍晚，我打了電話給好幾個月沒聯絡的姐姐海瑟，在講電話的過程中，她說她讀了一本關於海草的書讀到睡著，我就秒懂自己為何會做那個夢了。

就在她睡著之前，她對海草的想法已經透過連結我們的能量束傳遞給我了。這些「旅行」而來的海草影像讓能量束變得豐盈，讓我起了打電話給海瑟的念頭。與我們有連結的人的思想和情感會出現在我們的夢境是常見的情況。

通常夜間夢境不會有能量束與你相連結，但是那些與你有連結的事物，往往會出現在你的夢境中。你的夢境可以讓你更清楚了解自己能量附著的位置，也能了解哪些能量束需要增強或哪些需要釋放。

當你以日記的方式記錄自己的夢境時，會開始發現自己和哪些人事物有所連結。特別要去注意那些重複的夢境和噩夢，因為這兩種夢通常都帶有訊息和線索。

以下是一個在夢境中發現親和束的例子：我的學生蘿拉做了個令她不安的夢，她在一家放滿十字麵包（cross buns）的麵包店。當她試圖拿起一個上面帶有糖霜十字的甜麵包時，發現麵包很燙，手卻被猛地拉到麵包裡拔不出來，她感到害怕。

當蘿拉檢視自己的夢境時，想到了新主管的姓氏，恰好是克羅斯（Cross）。他第一天上班見到她時就輕聲地說：「你很辣！」新主管在工作場所特別注意她，令她感到非常不安。蘿拉需要這份工作，也不想在辦公室裡惹事，但她感知到他已經把一股能量束鉤在她身上，讓她覺得精疲力盡。

蘿拉使用了本書後面所教的一些方法後說：「丹妮絲，我使用你的釋放法後，簡直就像發生奇蹟一樣。我之前老覺得克羅斯先生在工作時一直盯著我看，甚至感覺自己在他眼中根本赤裸裸。我變得討厭去上班，但有天晚上用了你的能量術切除方法後，第二天上班時他好像沒看到我一樣。這太棒了！從那時起，我就能夠舒舒服服地工作了。令人驚訝的是，不久後他就被解雇了，我不知道為什麼，不過現在我們有個人見人愛的主管。事情能這樣的發展和解決，真的是很棒！」

你的夢境可以顯現出連自己都不知道的繫帶附著物，那些附著物正在消耗你的能量，所以能夠記住和檢視它們是很值得的。你可以考慮買本日記，並在醒來後立刻把夢境記錄下來（大多數的夢在醒來十分鐘內會被遺忘，因此有必要寫下來）。

星光體附著束

你是否在行經酒吧或賭場時，覺得自己不乾淨或精疲力盡，或者注意到情緒起伏像是雲霄飛車般橫衝直撞呢？這可能是你在酒吧時，有「星光體生物」依附在你身上了。並非所有的星光體附著物都會降低你的能量，只是多數情況之下會。星光體附著物，也稱為靈體附著物，會用多元的形式現身。

就像有害的細菌、病毒和寄生蟲在我們生活中會造成嚴重破壞，非物理的病原體也會附著在我們身上並擾亂生活。牠們是乙太生物，是由充滿情緒和意圖的人類思維所產生。星光靈體或多或少會在乙太場中漂浮，可以拴住易受傷害、過度開放或疲憊的人們，甚至可以說這是一種寄生。

在有靈視力的人眼中，牠們有著各種怪異的型態。第一次「看到」這些實體，是我十七歲經歷九死一生的創傷後，住院時看到的。醫院的走廊和房間裡，就有很多這些畸形「生物」存在。有些漂浮在周圍，有些則黏在醫院的病床或椅子上……似乎會影響周遭人們的思維和情緒。牠們有很多看起來像是小魔怪或巨魔，看起來也很真實，我很訝異其他人居然看不見牠們。好消息是星光體附著物很容易去除（去除方法，請參閱第三章）。

一些最具破壞性的星光體附著物，會黏在那些服用大量毒品或酗酒的人身上。甲基安非他命這樣的藥物，會在一個人的金場創造極大的裂縫，在一個安非他命癮君子身上看到為數不少的星光體附著物沾黏也是常見的情形。有時候這些生物會蒙蔽或取代這些人原本的個性。

之前我們家的房子還在蓋的時候，有位建造商雇了不少工人。其中一個工人，就稱他為雷蒙吧，個性非常樂天，只要有他在大夥就很開心，他總是會找出生活中正向積極的人事物。當我們的愛犬佩珀去世時，雷蒙好心地為牠挖了墳墓，我們非常感激。有一天，我和雷蒙聊天時，他的眼睛莫名其妙地突然變黑，臉部扭曲有如恐怖的惡魔，感覺就像個完全不同的人在窺視著我，我驚愕不已，覺得「他」就像從恐怖電影冒出來的邪惡生物。

突然間，雷蒙的臉又恢復正常，我們繼續聊天，他似乎對發生的事情渾然不覺。然而，我稍後「掃描」他時，看到無數的星光體附著物鑽進他的身體。第二天他就沒來工作了，後來才聽說他其實一直在食用安非他命，還犯下幾起搶案而被捕入獄。等到出獄後，雷蒙的言行舉止變得非常不穩定，家人便將他安置在精神療養院了。

一個人的個性被為數眾多的星光體附著物改變、取代，是常見的情況。雷蒙是很棒的人，但吸食安非他命讓他的金場出現破洞，導致黑暗靈體有機會附著到他身上。那些黑暗能量聚集起來的能量，強過他的本性，最終它們便取而代之（有毒癮的人也是可能擁有強大、閃亮、充滿活力且乾淨的能量場，但當事人需要擁有非常專注、有紀律的個性，這是極為少見的）。

不用擔心星光體附著物會控制你，或是讓你罹患精神疾病。事實上，除非你的精神狀態本來就已處於崩潰邊緣，否則它們的影響不會這麼大，它們只能與你內在相匹配的頻率產生連結。許多人會把生活中的不順歸咎於這類靈體，這只是不願為生活挑戰負起責任的藉口。

如果有人一直認為自己的生命飽受這類靈體的摧殘，這反倒暗示他們可能給予靈體生物太多控制權，或長期怨天尤人，甚至可能下意識地享受如此戲劇化的生活。

鬼魂和大地靈的附著物

星光體附著物與鬼魂不同。鬼魂是地球上的靈魂，或是已經死了的無形生物，但還無法過渡到另一個世界，通常是因為鬼魂與某個地方、事件或人有強烈的連結，所以被困在地球上。鬼魂束附著在身上會非常耗損能量，不但任何事情都難以完成，而且你還會感覺到肩膀沉重、胸悶；幸運的是，鬼魂束很少見。最常見的情況是，鬼魂生前是你認識的人，或者是與你住的地方有強烈的連結。

與其他類型的能量束一樣，鬼魂能夠影響你，是因為你有著某種與鬼魂相匹配的頻率。有人可以和鬼魂同住在一個屋簷下二十年，卻完全不知道它的存在；如果沒有相匹配的頻率，鬼魂就不會有任何可以「掛鉤」的機會，你也不會被它干擾。然而只要頻率匹配，就算是只在你家住一晚的訪客，也會跟鬼魂之間形成能量束，例如說鬼魂生前會酗酒，而訪客也會酗酒，他們之間就有可能形成一股能量束。

重要的是你得記住，鬼魂不會傷害你，是你自己的恐懼傷害了你。雖然它們可以讓你感到害怕，但這是你的恐懼所帶來的挑戰，而不是鬼魂。

我的學生山姆曾遇到這樣的狀況，他試圖逃跑時卻撞到牆壁，他本來認定是鬼推他去撞牆的。但是仔細回想事發經過，他才意識到他是因為「自己害怕」而撞到牆壁，鬼魂並沒有推他。**你的恐懼**甚至會創造出像是甩門聲、被推的感覺，或是物體漂浮的現象，恐懼的精神能量會影響有形的實物。另外，恐懼反而會讓鬼魂跟你黏得更加緊密，所以鼓起勇氣是很重要的，你有肉身；他們沒有。**你**才是主控者，請放下恐懼，踏入恩典、同情和愛之中，那麼鬼魂束就會消失了。

清除鬼魂的最好方法，就是像對待受苦的朋友那樣對待它們。請你輕輕地、親切地，充滿愛地說：「你好！我很遺憾告訴你這件事，你已經死了……更確切地說，你的肉身已經死了。」大多數的鬼魂都不知道自己已經死了，多半是陷入一種恍惚的狀態，沒有意識到自己已經失去了肉身。讓大多數的鬼魂意識到他們不再擁有肉身，是一個啟發。當他們能夠了解這一點時，會覺得如釋重負。

接著你可以繼續說：「現在是你進入光的時刻。我會為你點亮一枝蠟燭，淨土之光會引導你走入光中。祝你旅途愉快！」通常他們離開的瞬間，你會感覺到蠟燭火焰升高，或是有股輕盈的感覺充斥整個房間，那就是鬼魂進入光的時刻。

有些人會對鬼魂起依賴之心，特別是容易感到孤獨寂寞的人，房子裡的鬼魂對他們來說就像是個同伴。雖然說起來這不是有害的情況，有時候還能互利互惠，但為了鬼魂好，最好還是送它進入光中。

鬼魂通常很容易被移除或斷開，除非你跟生前的對方感情深厚。只有在相當罕見的情況下，你可能需要向專業的「魔鬼剋星」尋求幫助（有關鬼魂的更多資訊，請參閱第二章）。

成癮問題和迷戀束

能量束如果連結到成癮問題或迷戀時，會以奇特的形式顯現。每種癮頭都有充滿活力的能量場，如果你連結上了，縱使只有一個，都很難不被影響。一旦你被某種「固定模式」的集體頻率「鉤」上了，流向你的能量會在你身上增強，然後再流回集體能量場以鉤取更多能量，然後再回流到你身上，形成一個惡性循環，這也是為什麼成癮問題出現時很難終止的原因。這些能量束是最需要被移除的，如果不這麼做，它們就會把你拖進毫無生產力且重複的行為模式中。

這種能量束可以出現在各種與不健康行為有所連結的事物上，像是食物、毒品、酒精……甚至是一個人。如果你對某人做過或說過的事有所迷戀，還一遍又一遍地在腦海裡重複播放、痴迷地一直看著對方臉書、開車經過對方家，或者不停查看手機是否有來自對方的訊息，你很可能在那個人身上植入了迷戀束（如果有人瘋狂迷戀你，則你的能量場上可能被植入不健康的能量束）。

是否有些食物是你明知道對身體不好，卻還是無法抵抗誘惑，甚至吃得越來越多？這表示你可能把迷戀束和那個食物的頻率做了連結（是的，我們可以將能量束連結到某些食物上）。

不健康的行為模式、迷戀束和上癮束是最難移除的。通常需要的不僅僅是切除儀式，還需要你進入深度的冥想狀態，去找尋能量束連結的位置，注意那些與它相連結的回憶與事件，再來才是進入每個事件中進行切除。

這些類型的能量束通常會與其他的能量束交織在一起，如果你只是切除它，而沒有找到它所依附的根源，那麼這個能量束幾乎是立刻就會復活。（關於能量束根源的了解，請參閱第二章。）

以下是這類能量束如何運作的例子：布莉安娜打電話給我，因為她對前男友提姆無法自拔。她說：「丹妮絲，我無法克制自己。我知道不應該，但覺得自己像個跟蹤狂。我會開車經過他的住處，查看臉書動態，而且一直想著他。我知道提姆不會打電話給我，但還是一遍又一遍地查看手機，看看他是否有聯絡我。我還會拿出我們的合照，然後一直看。問題是我其實沒有那麼喜歡他，他提出分手的時候，我卻還是感到非常沮喪。我試過切除這個能量束，但是根本沒用，我需要幫助。」

在經過個人諮詢後，布莉安娜進行了一次放鬆的冥想之旅，她找到了「提姆束」，並隨著它深入自己的內在。當她發現附著在能量束上的回憶時，她震驚不已：布莉安娜九歲時，她的父親遺棄了家庭，這對年幼的她來說是晴天霹靂。她再也沒有收到父親的消息，也一直想念他（甚至擔心他會離開是她的錯）。

儘管她已經長大了，也不再經常想起父親，這些能量束依然存在於她的能量場中。所以，當提姆與她分手時，就像是她父親離開的迴聲一樣。「提姆束」與她的「父親束」交織在一起，所以只有切除提姆束是不夠的，於是她在冥想中專注地切除了不健康的父親束。

你清除負面的能量束後，還是可以維持和對方的關係。釋放了雙方之間具有耗損性的繫帶，並不代表你與那個人就得一刀兩斷，釋放只是代表你們之間的負能量束不會再造成影響。能夠了解這點很重要，特別是在家庭關係方面。

一周後，布莉安娜打電話給我。「丹妮絲，太神奇了，我沒有做什麼事情來遺忘提姆，但是上周我幾乎完全沒有想到他耶！先前的那股迷戀已經完全消失了。在冥想中釋放了不健康的父親束後，似乎也清除了我和提姆之間的能量。我感覺輕盈多了，謝謝妳！」

因此，如果你試圖清除任何類型的成癮束或迷戀束，你可能需要更深入地找到能量束的根源——並且先清除它。

療癒束、治療束、老師束、醫生束

如果你是療癒師或按摩治療師，可能有接觸患有特殊疼痛或疾病患者的經驗，然而在進行治療之後，對方的病痛沒了……你卻似乎有了相同的病痛。

吉娜是一位成功的治療師，她來找我是因為她似乎吸收了所有客戶的病痛。「丹妮絲，他們離開時都感覺神清氣爽又快樂，我卻感到精疲力盡，好像正在體驗他們的病痛。」

這種情況會發生，通常是因為客戶和療癒師之間有強勁的能量束形成，療癒師關愛的能量流向客戶，而客戶的痛苦則回流給療癒師。同樣的狀況也可能發生在客戶與治療師、老師、精神導師或醫生之間。如果你從事的工作與助人有關，而且發現執行完療程感覺到自己的能量下降，建議你可以學習如何立即釋放能量束附著物，就不會再承擔那些不平衡的現象了。

非常重要的一點是，你必須了解，如果你接收了客戶（甚至是朋友）的病狀或情緒等等，那都不是他們的錯，**請不要責怪他們**（若非你的內在存有與他們相應的頻率，你是無法吸收那些東西的）。這也並非你的錯，最多只是因為你認為那個人不健康或是不完整。

當我們對他人的病痛或不幸感到同情時，常會把他們的狀況吸收到自己身上。雖然這顯示你是個仁慈、富有同情心的人，這也意味著你是以他們的疾病與不幸來看待這些客戶、朋友或熟人，而不是把他們看成完整、莊嚴、卓越的個體。如果你把他們看成美麗閃耀、強健的個體，並依此與他們互動，你就不會承擔他們身上的東西了。

此外，當你將對方視為完整、強壯和健康的個體時，對他們來說也有好處，會提醒他們記住自己是誰，並邁向更活力充沛的狀態。如果你把某人視為生病或處於劣勢，他們也會傾向這樣看待自己，然後變成一種自我實現的預言。

梵咒、唱誦和祈禱束

無論你何時做禱告，和做什麼樣的禱告，都會有一股能量束展開並且將你與該類祈禱的集體無意識連結起來。每一個說過特定祈禱詞句，或念頌特定經文的人，都會增強集體能量的活力與生命力，也就是說**從事該類祈禱的人越多，禱詞的生命力就越強**。

這也是為什麼古代梵唱的力量如此強大的原因之一。成千上萬（甚至數百萬）的人，創造了令人難以置信的能量泉源，同時也創造出一個深厚的「能量環」。因此，當你唱誦源自吠陀經的梵咒「OM Namah Shivaya」（意即我向濕婆神頂禮）時，這股能量會從你的能量束湧向集體能量場，集體能量和光也會湧回你身上。

我的第一位啟蒙老師，也就是我在〈前言〉中提到的莫兒娜女士告訴我，《主禱文》帶有光與能量的集體意識，而且具有療癒力和保護性。她不是傳統的基督徒，但是她具有非凡的能力可以感知能量並鼓勵我重複誦讀《主禱文》。有趣的是，我遠住在切諾基的祖父母也經常以《主禱文》做禱告！無獨有偶，他們也說《主禱文》帶有威嚴和優雅。

能量束與你的脈輪

各式各樣的能量束能附著在身體的任何部位，但是最常見的附著點是你的脈輪中心。脈輪是身體的能量中心，會與你生活各個方面的狀態保持一致，例如胸腔中間的脈輪中心稱為「心輪」，它會與心靈相關的事物產生連動。跟人際、愛、戀人和家庭情感相關的能量束，通常會附著在心輪上。你在努力了解和探索能量束的同時，不妨先了解一下自己的脈輪，以及哪些能量束能會附著在哪些脈輪上。

以下為脈輪列表，以及常會附著在其中的能量束列表：

第一脈輪：位於脊椎底部的能量中心，稱為接地繫帶（grounding cord）也稱為海底輪。它除了將你連接到地球，也和生理層面連結。它能支持你的體力，並在必要時啟動你的求生本能。這裡是性繫帶（sexual cords）可以附著的地方，特別是遭遇相關的創傷事件之後，需求無度的伴侶的能量也可能會依附於此。即使是小孩子這裡也可能有附著物，因為對孩子們來說，透過海底輪不但可以接地，還可以連接大地母親，也可說是活力的來源。此外，如果有人試圖控制或操縱你，那麼他可能有繫帶會在這裡跟你連結。

第二脈輪：這個能量中心大約是在你的肚臍和海底輪之間；雖然它的位置高過薦骨（骶骨），但有時也被稱作臍輪（sacral chakra；或稱為生殖輪）。來自他人的情緒經常附著在這裡，你周圍的人平常的情緒也會附著在這（也包括戀人的情緒在內）。此外，對宗教、靈性團體或政治團體的情感附著物也很常附著在這裡，祖先束和家庭束也是如此。

第三脈輪：這是腹腔神經叢（solar plexus）附近的能量中心，被稱為太陽輪（solar chakra；或太陽神經叢）。因為它與恐懼有關，通常這個能量中心在身體上帶有最多附著物。如果你對某人或某種情況，有著全面性、隱匿或低層次的持續性恐懼，通常都會附著在此處。此外，如果你沒有一流的自尊，這裡通常是負面附著物最容易穿越保護屏障，然後附著在你身上的區域。

第四脈輪：這個能量中心位於胸腔中央，通常被稱為心輪。情愛關係的能量一般是附著在心輪，通常是件好事，除非這段關係不平衡。依附在療癒師和心靈導師們心輪的附著物，通常都是來自他們的病人和學生。當這個脈輪堵塞時，愛很難順暢地流動。附著在這裡的能量束，也可能會讓你產生一種絕望的感覺。

第五脈輪：這個能量中心稱為喉輪（throat chakra），因為位於喉嚨下方的中央。一般認為，這個脈輪和溝通有關，從不敢說出心裡的想法，到話多到成了不恰當的溝通都是。如果某人試圖壓制你溝通的能力，對方的能量很可能透過附著於喉輪的能量束傳遞到你身上。當喉輪堵塞時，你會難以說出實話或表達你的擔憂。

第六脈輪：這個能量中心稱為眉心輪（third-eye chakra；或稱為三眼輪），與你的直覺以及感知靈性領域的能力有關。如果有人想「進入你的腦袋」，或者肖想你的智慧，他們的附著物通常會錨定在第六脈輪。此外，如果你與過世的人連結過度，這裡通常也是能量連結的附著點。

第七脈輪：稱為頂輪（crown chakra），這裡是我們與神性（Divine）連結的區域。這裡的附著物可以是美麗的，閃閃發亮的光束，不過這裡也是那些把你看作通往神性之路的人的能量會依附的地方。他們可能也想要或嫉妒你與靈性世界的連結，所以他們會潛意識地依附在這裡。這個脈輪最好能夠保持乾淨，不要讓那些渴望你無條件相信他們的人（例如宗教領袖、老師、政治人物、控制狂等）的能量沾附。你的身體還是有其他地方黏有附著物，但脈輪或能量中心是最普遍的區域。

天體束

我九歲到十二歲時是和祖父母同住。我的祖母是位占星師，和祖父一塊接受曼利・P・霍爾（Manly P. Hal，加拿大歷史學家，也是神祕主義者、聖哲、祕教主義者、歷史學家）的培訓。她在我出生當天就排了我的星盤，她經常告訴我星星的效應以及對我們生活的影響。她說，根據人們出生時星星的位置，每個人都有一條隱形的線與那些星星相連結。小時候我曾經想像自己能看到她所說的那些光線，即使成年之後，我對於天體與人類的連結這個概念依然很著迷。

連結我們和宇宙的能量束大部分都很薄，甚至薄到幾乎無法辨認，儘管如此，我們還是和宇宙有著深刻的連結。每個人都有能量流向恆星、月亮、太陽和無邊無際的天體，這就是為什麼占星術是有用的。此外，能量束也會把我們與天使、指導靈連結起來，這些都是很值得強化的能量束，可以增強我們與祂們的連結。（你將在第五章學到如何強化這些對你有益的繫帶。）

重疊束

有時候，能量束會糾結在一塊或相互重疊，解開它們就像是解開纏繞在一塊的紗線般困難。同時會出現一個有趣的現象，如果其中有人發出強烈的情緒，就會透過糾纏的能量束，傳遞給所有人。比方說，瑪莎和好友傑瑞之間有一條很粗的能量束連結著，另外還有一股細絲般的能量和不太熟的肯尼相連，但如果傑瑞和肯尼的能量束有所交疊，那麼瑪莎每次感到沮喪，抑鬱之情會同時傳遞給傑瑞和肯尼。

另外有個例子則是顯示於夢境中：海倫做了個跟她堂兄傑克有關的夢，夢裡面傑克的名字變成威爾（Will），他正在後院埋葬一具屍體。同時在場的還有海倫兒時的朋友特蕾莎，但她們已經多年未聯繫。小時候，特蕾莎私底下一直在霸凌海倫，但對外總是擺出不知情的樣子。

這個夢令人感到不安且非常真實。海倫進一步研究時，想起整個大家庭（包括她的堂兄傑克）最近正好為了祖父留下的遺囑（will），吵得不可開交。海倫認為這個夢境反映出，有些關於遺囑的資訊被隱藏起來，她懷疑傑克（雖然外表看起來友好）就是那個隱藏訊息的人，傑克在夢中被稱做「威爾」應該不是巧合。

她馬上意識到特蕾莎和傑克有類似的特質，他們往往外表看似友善，但其實心懷祕密。她斷定他們的能量束必定是交織在一起了，因為她注意到，做了那個夢之後，每當她想到傑克也會聯想到特蕾莎。或許正是因為他們有著相似的頻率，所以能量束才會交纏在一塊。海倫後來發現，傑克確實試圖隱藏有關遺囑的一些事情，他並不誠實。

伴隨束

能量束有時候會以伴隨的方式傳遞。許多年前（在我結婚之前），我曾前往夏威夷探望妹妹，並試圖從當時遭遇的生命低潮重新振作。我從未去過夏威夷，因此對旅程感到很興奮。在離開之前，一位朋友給了我一張折疊的紙條，她說：「丹妮絲，這是我夏威夷朋友的姓名和電話號碼。我想，如果你們能相約碰個面會很棒的，因為你們有很多相似之處！」我謝過她，把這紙條塞進了我的錢包底部。

我愛夏威夷，也很開心能夠拜訪妹妹，尤其是經歷過密西根州冬天的沉悶與黑暗之後，夏威夷的溫暖與陽光，感覺起來就像天堂。隨著一邊療癒受傷的心，我也在威基基海岸的酒吧找到一份女服務生的工作。有位名叫蓋瑞的酒保很可愛，我每次點雞尾酒時，都會趁他在調酒時跟他說笑。最後，我們開始約會了，而且從他的角度來了解這個島嶼很有趣，能發掘哪裡有最棒的海灘，以及哪些商店的玉石首飾正在特價中。

幾個月之後的某一天，我在整理錢包時，看見了布里姬當初給我的紙條就躺在角落裡。我打開紙條，見到她當初以華麗的筆跡寫下的正是蓋瑞的全名和電話號碼！這就是伴隨束的例子，因為布里姬與我有能量束相互連結，也與蓋瑞有所連結，而我和蓋瑞就在不知情的情況下，事先透過能量聯繫了彼此。

靈魂束

有些人在靈魂層面上與我們緊密地連結在一起，即使我們相離大半個世界，還是可以透過連結彼此的能量束來感受到對方。很多年前，我在倫敦的一個身心靈活動進行教學，遇到了瑪麗卡，我們立刻感到一股親切感，彷彿認識彼此一輩子，而且無論去到哪，都會有人說我們看起來像姐妹。這就奇怪了，因為她身材纖細，有著蒼白的皮膚和一頭紅髮；

我則身材壯碩，有著深色頭髮和深色皮膚。她的穿著非常時尚，而我是走嬉皮風；她來自芬蘭，我來自美國。只是每當我們在一起，旁人便能感知到我們在靈魂上的連結，所以才會認為我們像姐妹（實際上，我們根本就長得不像）。

當我們對照彼此的生活時，驚人的相似之處就像是科幻故事般神奇。譬如說，我們都寫過身心靈相關的書籍，都有個會在靜修研習會負責打理餐點的女兒，甚至都還跟女兒合寫了一本食譜！在那個極少人知道風水是什麼的時代，我們在差不多的時期開始教導風水認證課程，也教授我們稱之為「靈魂教練」的課程。我們都喜歡在生日時收到紫丁香。更巧的是，我們發現我們在同一天購買了相同的CD，也在同一天購買了完全相同的口紅。

彼此相似之處非常多，最奇怪的是一件發生於我們認識前的事。瑪麗卡在赫爾辛基的醫院做了些血液檢測，醫生問說：「你是不是吃了很多木瓜？」瑪麗卡答道：「沒有啊！」

醫生說：「喔，那你一定是服用了高劑量的木瓜酵素。」

瑪麗卡回說：「也沒有，我從來沒服用過木瓜酵素啊！你為什麼這麼問？」

醫生臉上帶著驚訝的表情說：「因為你血液中的木瓜酵素含量非常高，我們不知道該如何解釋這個現象。」

有趣的是，那時我住在夏威夷，到處都是結實纍纍的木瓜樹，隨時可以採摘。我那時沒什麼錢，所以常以木瓜和芒果果腹，因此我體內的木瓜酵素含量必定很高。

瑪麗卡和我在靈魂層面上有著極為深刻的連結，即使彼此相距數千英里遠，我們的連結依然強勁到可以讓訊息和智慧即刻地在彼此之間傳遞。也許在地球上的某個角落，你也跟某個人分享著靈魂束；你可能會遇到他們，或者可能永遠不會與他們有所聯繫，然而這個連結非常強大，以至於還是可以透過時間和空間感受到。

電腦和社交媒體的能量束

有一種繫帶連結存在於現今的網路世界中。你與從未見過面的臉書朋友也能夠產生能量束的連結，所以建議最好確保社交媒體上的朋友是讓你覺得舒服的人。那些傳送給你的電子郵件（且存放在你的檔案中），也可以透過細細的能量束與你產生連結，是否覺得有哪些令你不舒服的電子郵件需要刪除的呢？即使你切除了和發信者的能量束，若仍保存著對方的留言（或訊息），你們的頻率又會再次連結上。因為保留訊息，就等於保留了對方一部分的能量。那些存在通訊錄中的人，即使你不常想到他們，他們還是可以透過能量束與你連結。如果通訊錄裡面還存留著一些與你關係不太正面的人，建議把他們從通訊錄中刪除。

連結家中物品的能量束

你可以和人、物品、動物以及植物產生能量的連結。有些人面對颶風即將來襲，卻還是不願意離開房子，這是因為他們與房子的連結，要比與自己身體的連結還要強。你家裡大多數的物品，甚至是房子本身，和你之間都有能量束流動。

無生物之間確實有所謂的「祕密生活」。你是否曾注意到，車子借給別人開之後，你再來開就覺得哪裡怪怪的？或者，如果別人使用過你的洗衣機或洗碗機後，它們的運作也變得有點不同？

動物和植物有能量特徵，無生物也是如此。物體具有吸收周圍人類情感特徵的能力，甚至可以儲存過去事件的影響。人類會將自己的能量印在物品上，甚至會賦予物品某種性格。與你共振的機器或物品（而且你有能量帶與它們連結），對你來說操作起來會比其他人容易，這現象在比較老舊的機器或汽車中更是明顯。

你的能量也會與家中的照片、紀念品以及傳家寶產生很強的連結。如果你和物品具有負面連結，即使它們沒有陳列出來，依舊可以削弱你的能量，這就是要避免房子雜亂的重要原因之一。在第五章，你將了解更多關於雜亂的影響，以及家中物品和你的能量連結的更多訊息。

陽光通道

你是否曾注意過，當身邊出現某些不凡的人時，你的能量總是會受到提升，他們的能量也不會因為你或其他人而有所耗損？這些人就像陽光般的存在，當你曬太陽時，太陽不會因為你而損耗自己的能量，你只是單純反射它的光芒。這些人擁有能量源，他們身上有許多金黃色的光束流動著，看起來就像陽光從他們散射出來般。不少大師和聖徒就屬於這一類，不過，大多數能夠讓光像瀑布般流過的「陽光通道」都是一般凡人。他們的命運也會起起落落並有著各式各樣的情緒，然而他們的能量通常都不會因此有所損耗，因為那些不斷流經他們的能量並不屬於他們本身，而是透過他們來傳遞的宇宙能量。

你我多少都曾扮演過陽光通道的角色。當我們與能量源頭連結時，身邊人的能量都會跟著提升，我們本身的能量也不會被耗損。事實上，當身邊人的能量提升時，我們的能量也會跟著被提升，因為我們發散出去的能量越多，被灌注的能量也會跟著變多。在那個時候，我們確實就是個通道時，感覺是很棒的！

有時候，我們會在靜坐冥想時達到那個境界，有時候是在大自然中（當你與大自然連結時），有時則是出現在你談戀愛時；這感覺起來就像是沐浴於一種恩典之中。成為陽光通道時，最重要的是要記住不把事情個人化或往心裡去。

庇護通道

就如同有些人是生命能量的管道，有些人則是帶著庇護的能量。當他們出現在你身邊時，那些令人耗弱的能量就會無法接近或穿透你，就好像你處在他們的保護傘下。擁有此庇護特質的人，往往會從事與助人相關的專業工作，像是護理、社工、急診、警察、救護車駕駛，甚至是與監獄有關的工作。他們不會被身邊發生的悲慘事件影響，對那些正在經歷苦難的人來說，他們就像是天堂般的存在。當然不是每個帶著庇護能量的人都一定如此，這裡只是稍作舉例，但是當這樣的人出現在你身邊時，你會知道的，他們就像是暴風中的安全避風港。

通靈者通常可以看見各式各樣的能量束與能量繫帶的顏色，一些擁有庇護通道的人，能量束顏色通常偏向冷色調（例如鋼青色或冷色調的虹彩）。他們也跟有陽光通道的人一樣，能量束非常多，看起來有如從他們身上散射出來。另一個共同點是，他們很少會因為周遭的人而感到精疲力盡或疲憊不堪，也不會把事情個人化。生活上的高低起伏對他們來說不會造成什麼影響。

與源頭連結

最有助益的能量束是那些連結宇宙偉大原力的能量束。祂有很多的名字：造物主、宇宙意識、神、女神、源頭、偉大的奧祕、神聖的施恩者、宇宙生命力、大地之母、愛……等等。無論你怎麼稱呼，祂就是那股延續我們的力量，就是那股連結所有事物、所有生命的原力。不管是透過細得像蜘蛛絲、還是粗得像參天巨木的能量束，你就是和生命的源頭連結了。與祂的連結越強，生活就會越平衡。加深、加廣與這股創意原力連結的方法有很多，對有些人來說是冥想、瑜伽，對有些人來說則可能是音樂、繪畫或舞蹈，或是親近大自然、來個僻靜之旅或獨處。不論你的道路為何，都很值得去探索。擴展自己與造物主之間的能量束，或許是生命中最有價值的追求。

在這個章節中，你已學到什麼是能量束，以及那些可能附著在你身上的能量束。在下一章，我會教你如何探索目前到底有哪些能量束正與你連結著。你也會學到如何掃描自己的能量體，來感知哪些能量束對你有益或無益。

2

探索你的能量束

想像一位強大的女性，在夜晚的星空下站在山頂上，她的雙腳穩穩地踩踏在土壤上，雙臂高高地張開舉向天空，你可以看見無數的能量束從她的脈輪中流出。這些能量線有的薄弱又細緻，就像是蜘蛛絲，有些則緊蹦到幾乎快要斷裂，還有些癱軟在她的腳下，盤繞著，就像一條古老且被遺忘的繩索。其他的則是彼此交織在一起，有些似乎是由光構成的，向上延伸到星星和月亮；還有的深入到地球土壤中。這些繫帶都有不同的顏色和不同的聲音，有些是移動的、振動的和起伏的（像是在打拍子），有些看起來幾乎就像固體並凍結住；有些甚至看起來是鋸齒狀，帶著張牙舞爪的紅色，嵌入她身體的切口看起來很粗糙，宛如一道傷口。

如果你能看見從身體流出和流入的能量流，所見到的東西會類似前面的敘述。你會看見自己透過能量線和宇宙的每個部分相連結，流進你體內的大多是不可或缺且美妙的能量。然而，你可能會觀察到一些會使你虛弱的能量——就像前面提到的，那位山上的女人連結著張牙舞爪的紅色能量束。在本章中，你將了解能量束耗損會帶來的影響，以及何時該採取措施釋放那些不健康的繫帶。你也會學到如何「看見」你的能量束，並了解到哪些能量束正在影響你。一旦了解負面繫帶和識別它們的方法時，也有些關於能量的要點必須牢記。

我們文化目前的模式（或觀察現實的方式），是將世界視為由眾多分離的領域組成。

現今的世界是由人與人、地區與地區之間的恐懼和騷亂所統治。不過，一個新的模式正在逐漸蓬勃發展，大家開始重視團結、合一、內在即時互連和「當下性」。隨著新舊之間的鴻溝縮小，為了彌合差距，能夠接觸兩種模式，並予以尊重是很有價值也是很重要的。以下是有關能量束更深層性質的訊息。

能量束更深層的性質

能量束讓你成長。從心靈的層面來看，我們在這個星球透過「不平衡」取得成長。一株植物如果需要使勁鑽出遍佈石頭的土壤才能成長，通常會長得比溫室內的植物要健康。生活中所面臨的挑戰可以琢磨你，讓你成長為靈性的存在。所以，與其為了你擁有看似負面的能量束而抱怨連連，不如學著尊重它們，並感謝它們讓你有機會學習如何處理，進一步成長。如果感覺到有些能量束正在損耗你，能夠認知到它們是你靈性旅程的一部分，會是很有價值的。

那些附著在你身上的繫帶，並非出於偶然。你所擁有的能量束種類，以及它們所附著的位置都不是出於偶然，這一切始終出自頻率共振。如果你想知道自己內在無法接受什麼事物，或者你對自己的批判是什麼，不妨去看看那些耗損你的能量束是什麼。如果你想看到自己內在的歡慶、愛與接納，那就去檢視那些能夠激勵你去做更多好事和更多愛的能量束，這就是吸引力法則。但是，即使擁有負面繫帶你也不必感到內疚，這只是我們偉大的生命之舞的一部分。我們都有負能量束，也都在向它們學習，並非出於偶然。

除了你，沒有其他人存在。從最深層的靈性角度來看，除了你之外，沒有其他人的存在。我在前言中談過這個議題，現在想談得更深入些。

這句話到底是什麼意思？在我十七歲、醫生認為我已經死去的那個片刻，我在另一個時空領域深刻體驗到與萬事萬物合一的感覺。這種意識就像呼吸般自然，跟我所有的人生經驗一樣確切與真實。

當我從「天堂」這個制高點望向人間，我「看見」地球上的人類感到自己是與萬物以及其他人分離開來的。我們相信其他人會傷害我們，所以要保護自己免於受到周遭世界的傷害，而這個集體信念是如此地強大，以至於讓它成了實像。然而，這個信念是個幻像，我們每個人都是「光、愛和靈性」這顆永恆寶石的不同面，就如同我之前曾說過的，外在世界沒有什麼可以真正地傷害我們。

只不過，難就難在我們通常無法感受到那股令人振奮的合一感。我們偶爾會在某些瞬間感受到——也許是在冥想、做愛，或一些覺知力高漲的時刻。大部分的時候，我們還是被「分離」給蒙蔽了，尤其是當我們感到受傷，或有人在損耗我們的能量時，更會覺得

「分離」無比真實。

我們相信這一切會發生都是別人的問題，與自己毫無關係。怎麼還會有人持不同的意見呢？我懂這種感受，因為我也不常體驗到合一與恩典，也會覺得自己與周遭的人群和世界分離。奇妙的是，我依然記得自己知道「我們是合一」的經驗。

如果你跟我一樣的話，其實只要能「表現得」像是彼此不分離一般，你的生命就會開始轉變。用你的想像力觀想一個廣闊、團結一心的生活領域，隨著時間的流逝，你會開始了解所有的能量束（不論是負面的還是正面的）都是你的一部分，負能量束可以呈現出你自己尚未擁有、尚未喜愛，或尚未擁抱的特質。

但是，這並不代表你不該切除任何繫帶，不代表你不該保護自己。真正的重點在於，你能了解那些繫帶都是你內在的呈現。當你意識到自己不僅僅是山、是橡樹，而不只是個肉身；當你意識到你遇到的每個人不僅僅是你的一部分，而且還是更加彰顯的自我意識的一部分時，你就會開始了解生命深層的本質。

我們常會不記得自己的靈性源頭，也常會忘記自己是誰，當你發生這樣的狀況時，請參閱這個章節的內容，這也會讓你了解到，什麼時候或為什麼要清理你的能量束。

沉重連結的徵兆

當你連結上會造成負面影響的能量束，通常都伴隨著一些徵狀。當然，這些徵狀有許多成因，不過有些時候你就是遇到有某些人事物在吸取你的能量。看看下列所述的徵狀，是否有與你相符合的。

連續性的精疲力竭：精疲力竭的感受可能來自工作過勞、缺少睡眠、攝入不健康的食物，或是正在做你不喜歡做的事。但是，有時候你所感受到的疲累感是來自依附在身上、具損害力的能量束，它們正在啜飲你的生命能量。如果你持續感受到精疲力竭，也找不出身體上的原因，就很可能是有人事物正在吸取你的能量。

如吸取你能量的是某個人，他們往往沒有意識到自己正在這麼做；有時候這可能只是暫時的情況，比如你有個朋友正經歷一段艱困的時光，因此潛意識地在吸取你的能量。不過，有時候是一股強大的負面能量束錨定在你身上，長時間地在耗損你的活力。

非你慣常的行為模式：有時候你的感受或反應並不是你的，而是來自另一個人。舉例來說，菲利普正在找新的出租公寓，房仲帶他去看一間光線明亮但空蕩蕩的房子時，他突然覺得很沮喪，想起了過去生命中所有不順遂的時光，甚至覺得自己的生命不值得留戀，也許該自我了斷。

這種感受讓菲利普很驚訝，因為他平常是個積極向上的人，當天晚上回到家後，那種陰沉沮喪的感覺仍然圍繞著他。他決定使用本章所教的一些方法來檢視是否有相關的負能量附著在他身上。進行了一趟內在旅程，他察覺到自己在參觀那間公寓時，確實有東西附著在他身上，所以採取了一些步驟進行清理。清理之後，他覺得輕盈了許多，也回復成正常的自己。

隔天早上，菲利普打電話給房仲問道：「可否請你告訴我，前一位房客怎麼了嗎？」經紀人沉默了一會，然後不情願地回答說：「他突然過世了。」

「冒昧問一下，他是怎麼過世的？」

房仲一陣遲疑，終於說道：「我聽說他非常沮喪憂鬱……然後自殺了。」

菲利普於是了解到，前一位房客的沮喪仍然迴蕩在公寓裡，並且附著到他身上了。菲利普告訴我他覺得自己很幸運，因為他能夠發現這個沮喪憂鬱的模式並不屬於他，所以能夠予以釋放。

蘇是一位按摩治療師，曾經參加過我的工作坊。她告訴我她有個關於人因為附著的能量，而「採納」了別人行為模式的例子。她說自己是非常值得信任的人，朋友和家人常常會讚美她是個多麼信任可靠。

然而就在某個晚上，她開始變得怕東怕西。出門前一定會再三檢查門是否真的鎖好了，有時甚至還會特地開車繞回家，就為了再次確定門是否上鎖。她也開始一而再、再而三地檢查錢包是否還在包包裡。

蘇說這並不是她會有的行為。直到有次她與某位新客戶閒聊時，對方提到他總是會一而再、再而三地檢查家裡或車子，因為擔心自己會忘記上鎖，蘇這才發覺自己異常的行為模式，是在與這位新客戶合作後才出現的。

這個行為模式透過他們之間的連結，傳遞給了蘇。當蘇釋放了那個能量束後，就不再異常擔心門是否上鎖。她不但保住了這位新客戶，也建立了一個健康的界線，讓彼此處在各自的能量中。

還有一個例子是我在墨西哥開設夢境工作坊時所發生的。有天吃晚餐時，坐在我旁邊的女士告訴我她一直無法入睡。為了能夠睡覺，她服用過各式各樣的營養補給品和藥物，但是都無法改善失眠症狀。她說自己很難入睡，還經常在半夜醒來，我對她產生了巨大的同情，因為無法睡個好覺是件很悲慘的事。

那天晚上我準備睡覺時，想起了這位女士，並傳送愛給她。我這輩子極少發生無法立即入睡的情況，但是那晚我卻一直躺在床上盯著時鐘看（通常我闔眼後三十秒內就會睡著，先生對於如此迅速入睡的功力感到佩服不已）。

搞了幾個小時後我終於睡著，結果隔三十分鐘又醒了！一整晚下來，我大約每半小時就會醒來一次，隔天清晨我試著弄清楚到底發生了什麼事，突然間，我的腦海閃過那個無法入睡的女人的臉。我才意識到，在我們的聊天過程中，我建構了一股能量束與她連結，因此她的失眠成了我的失眠。在用了「包、拉、接地」的方法後（你可以在第三章找到這個方法），我終於可以好好睡個回籠覺了。

隨機且不想要的念頭：我們的大腦每天都充斥著數百萬個念頭，幾乎都是出於我們自己。我們可能會隨機冒出一些自己也無法接受的念頭，或我們是如何看待自己的想法——這就是念頭、想法的本質。

不過，有些隨機的想法有時並非來自你的大腦，而是來自你和他人之間的能量束所形成的結果。有人會想起你，而這個想法會透過你們之間的能量束傳遞，所以你可能會一覺醒來突然想到某個人，或者一位久未想到的人突然出現在夢中。

在我的生活中，這些隨機的念頭通常代表有人正在想我。我很愛這樣的念頭，就像是一種靈性電話系統，讓我們保持聯繫。這些念頭往往是發自內心的。如果有位長時間沒想到的人，突然隨機出現在我腦海裡，我就會打電話或發電子郵件給他們，他們幾乎都會說他們剛好正在想我（而且是帶著愛的能量）。我非常享受這種神祕且奇妙的事。

有時候，這種隨機的念頭可能非常讓人不安，這可能表示有人正以不太正面的方式想著你；它們可能是些負面的想法，且經由能量束傳遞給你。

我的學生海柔分享了一個她覺得是來自他人負面隨機想法的經歷。有天她突然興起了想要毒害愛貓的念頭，她對此深感震驚與不安，因為她非常疼愛家裡的毛小孩，牠們是她的生活伴侶。這個突如其來的想法深深地困擾著她。

幾天後，這個念頭又出現了，她簡直嚇壞了。她決定讓毛小孩都進到屋裡，不讓牠們繼續待在院子裡。海柔告訴我，這一次她就知道那個念頭並不屬於她，但是不明白這個想法到底是從哪來的。不久之後，她隔壁的鄰居便因為毒害附近的貓而被逮捕。海柔這時才意識到，可能是鄰居把能量束附著在她身上，而毒害毛小孩的想法也跟著傳遞過來，她才會產生毒害貓的想法，而且**剛開始感覺真的很像是她自己的想法**。

我還有另一個例子，有次和客戶正在吃午餐，談話過程中我時不時地會問起她前夫的事。她說她已經不會想起前夫，甚至已經四年沒有跟他聯繫了。隔天下午，她從兒子那邊得知前夫打電話問候她，而且他打電話的時間點就正好在午餐時，我們正在談論他的時候（他也多年沒有打電話給兒子了）。她了解到兩人之間必定還有連結的能量束，他才會在那個時間點接收到這個念頭，因而打了這通電話；而這位客戶也意識到該是切除繫帶的時候了。

那些你似乎無法控制的情緒：有些附著的能量束會讓你經驗到一些自己似乎無法控制的情緒。珍妮特是當時我們住在加州中部海岸時的鄰居，有天晚上她突然很驚慌地打電話給我，因為她的朋友正處於一段充滿暴力關係的婚姻中，每當朋友的丈夫情緒激動時，她會打電話給珍妮特，請她載她到附近的婦女收容所，等丈夫冷靜下來。

珍妮特跟這個朋友其實不是很熟，也從未見過她的丈夫，但珍妮特還是同意載她一程。她的朋友花了點時間才順利住進收容所，珍妮特等朋友一切安頓好後才離開。

大約六個小時後珍妮特回到家，卻發生了一件令她非常沮喪的事情。他們兩夫妻結縭四十六年，一直過著平靜的生活，吵架次數屈指可數，而且很快就可以化解（我們夫妻倆都認識珍妮特和她先生，兩位都是頭腦冷靜、溫和和善於接納的人，所以我相信珍妮特的話）。

珍妮特告訴我，那晚他們如同往常般坐在一塊看電視上播的電影，她先生說了些無關緊要的話，但是一股排山倒海而來的暴怒突然席捲了珍妮特，她憤怒地抓起一個又大又重的花瓶，瞄準了客廳的大窗戶準備砸過去。她先生臉色慘白、驚恐地看著珍妮特，在他們數十載的婚姻生活中從來不曾發生過這種事。

珍妮特使盡全力才阻止自己把花瓶砸向窗戶，她也被這個突發事件嚇壞了。她坐下喘口氣，想起了之前跟我聊過關於能量束的話題，於是決定撥電話給我。

在談話過程中，她意識到自己待在婦女收容所時必定是接收到了一些暴力的能量。她提到，身處在收容所時感到無助以及毫無防備，不但同情那位朋友，也同情其他待在收容所的受虐婦女。她覺得當時一定有能量束附著在身上，而且可能是來自收容所的一些殘餘能量（當然不是每個人待在收容所都會遇到這個狀況，珍妮特的能量當時恰好非常開放，且充滿同情）。我分享了一些方法，讓她可以處理那些附著的繫帶。珍妮特非常高興終於了解事發原因，這樣在未來就可以避免重蹈覆轍。

對人、事、地不健康的連結：對人、事、地產生連結是很自然的事，然而如果能量依附過多或是過度強烈，我們的能量循環不但會卡住，人生目標也會變得模糊不清。我們有時會聽到有人為了搶救珠寶，完全不顧性命地衝進冒著熊熊大火的房子裡，這可能是有非常強大的能量束將他連結到珠寶上。而生活在雜亂住家環境裡面的人，即使那些物品他們已經不愛了或沒再使用了，卻還是難以捨棄，因為他們對物品產生無法釋放的能量連結，他們的生命力也會因此而阻塞。

為逝去的戀情傷心：你有想要回到過去戀情的衝動嗎？你的腦海裡是不是常在播放你和昔日戀人同做某些事的回憶呢？如果你已不再處於戀愛關係中，但對舊情人的強烈佔有慾卻從未減少，或總是不斷地回想過去，那麼你可能和對方有著很強的能量束連結。

如果你經常會檢查手機，看某個特定的對象是否曾傳訊息或來電，或者是不斷追蹤對方的臉書動態，或是故意開車繞到他家看他是否在家，這就是有不健康的能量束附著。有時強迫性的能量束附著會讓你所關注的人陷入混亂，然而對方如果擁有強大的能量場，就不會受到影響。

你是否一直想離開某段關係，但是每次覺得好不容易脫離時，那個人不知為何又再次回到你的生活中呢？或者，有某個人非常依賴你，你好像也無法脫離這段關係？你是否一直害怕遇到某些人，或為了避開他們而過濾電話或簡訊呢？你是否在靠近某些人的時候，會開始咳嗽或產生窒息的感覺呢？這些都是擁有不健康能量附著物的徵兆。

有些能量連結可以超越生死。遇到熟人過世，我們有時會難以釋懷，這樣的話，能量束就會保持強大。能夠和已逝的至親緊密連結是很不錯的，然而偶爾會導致遺族無法處在當下，因為他們有部分的生命力是聚焦在逝者身上。這種能量束也會讓逝者繼續留在人世間，無法走向光中。

執著的想法：你是否會一次又一次地重播過去的某個事件呢？童年時期的創傷事件是否不斷出現，甚至會毫無預警浮現呢？即使已事過境遷，你是否對某些人曾經說過或做過的事，仍然感到憤怒、怨恨或痛苦呢？是否會一次又一次地回顧這些事件呢？是否會因為困在那些重播的回憶裡，而不斷拒絕朋友和家人的邀約呢？如果這些問題你有任何一個回答「是」，那麼你的執著想法通常是強烈且負面的能量束附著物。

與腦中的某人重複對話：你是否一次又一次地重播某些談話，而且對你所說的或他人所說的話感到沉迷呢？你是否一直與腦中的某個人進行重複性的對話呢？如果你會不斷地反思某人所說的事，不斷地希望當時能說某些話，或者不斷地重複別人對你的批判或批評，那麼你和那些人之間就有可能存在著基於恐懼所產生的繫帶。

計劃復仇的方法：你是否曾強烈希望那個超你車的人，在下個路口被開超速罰單呢？

是否常想著要在網路上留下店家的負評呢？是否因為某人曾對不起你，而思考如何復仇？是否想過要寫匿名檢舉信給老闆告同事的狀？是否有時不單純停在想像階段，而是實際付諸行動？

如果是的話，代表你和其他人之間存在著強烈的能量連結。不過請不要強烈地批判自己；會對別人虧待自己而產生報復心態的人，通常在潛意識裡認為自己沒有能力。等這些想法開始消退時，你會知道你正在取回和使用自己內在的力量。

同情痛：你有遇過身邊的人跟你抱怨頭痛之後不久，你發現自己也開始頭痛欲裂呢？莎拉去醫院探望做了膽囊切除手術的朋友，離開後，她的膽囊出現劇烈的疼痛。會得到「同情痛」的人，通常極富同情心和善良，他們可以感受到世界的痛苦，對身陷痛苦的人有著深切的同情心。不過，這些人經常擁有相當多的能量束，全都連結到他們同情的人身上，因此他們的能量系統常是超載的，可以說他們確實「承擔」了世界上的痛苦。

抑鬱和絕望：這些情緒可能是很多原因造成的，其中一個原因是你把能量「流」給其他人事物很長一段時間了。這也有可能是祖先束造成的。戈登跟他的湯姆叔叔感情非常好，因為從小到大，叔叔都一直支持戈登（尤其戈登有著相當不愉快的童年）。然而，湯姆叔叔晚年卻變得抑鬱和沮喪。

湯姆去世後，這下變成戈登很沮喪，他原以為是因為太想念叔叔的緣故。但這種沮喪感一直持續存在，儘管接受了治療，戈登仍然無法擺脫那種絕望感。直到他檢視了自己的能量束，看到和叔叔之間有一股巨大的能量束，他才了解自己到底發生了什麼事。他正在感受並吸取他叔叔的沮喪感。

他記得我曾說過：你既可以維持一段關係，同時釋放你和對方之間的負能量束，所以戈登照做了。

戈登說，就在他進行負能量束的釋放時，立刻就感到如釋重負。六個月後和我聯繫時，他說這感覺就像是奇蹟，他不再感到抑鬱，那些沮喪感就這麼煙消雲散了。

這些都是沉重的繫帶連結的症狀，或是擁有那種會把你拽下、耗損你的能量束的症狀。下一步是弄清楚何時該採取行動。

何時該採取行動呢？

你現在已經了解不健康附著物的一些影響，接下來你將探索何時該採取行動去釋放這些能量束。如果放著不管，能量的附著物就會隨著時間的推移而增長，當你的能量因為下列所述而感到耗損時，就該予以清除：

- 能量吸血鬼
- 精神攻擊
- 附身
- 「毒」人
- 夢想踐踏者
- 不屬於你的那些悲傷、恐懼憤怒以及其他情緒
- 至親過世後的喪慟復原
- 住家或工作地殘存的能量以及前輩的能量
- 不是以愛為本的團體，像是宗教、靈性或政治組織等團體

能量吸血鬼……是真的嗎？

最需要採取行動的時刻之一，就是當你與生活中的某個人相處，卻經常感到疲憊不堪的時候。隨著時間推移，這將對你的健康、幸福造成破壞性的影響。造成這種疲勞感的原

因可能很多，大多數情況下，如果你靠近別人感到能量緩慢、停滯，那就只是彼此能量場的不對盤而已，沒什麼好擔心的。

然而，有些人無論在哪裡似乎都會「啜飲」身邊每個人的能量，他們通常是不斷尋求他人認同的人。你可能會注意到，他們擁抱你時會抱上好幾次，或者抱的時間就是會比你習慣的稍微多了那麼幾秒。他們經常想表達自己的情緒，不斷告訴別人他們的問題，然後好像就重新變得活潑有活力……你卻覺得疲憊不堪。雖然保有同情心，並以開放的心態傾聽很重要，但如果你覺得自己變得非常疲累，那麼可能就是遇到了「能量吸血鬼」（澄清一下，我並不喜歡「能量吸血鬼」一詞，感覺充滿了批判性，但我之所以選擇使用，是因為它能表達出你所感受到的能量變化——覺得自己的生命力被吸走了）。

這些人通常不知道自己耗損了你的能量。他們不是壞人，只是常覺得自己得不到足夠的愛（或自認不值得）。他們不相信自己能夠滿足自己的需求，所以會下意識地認為，滿足能量需求的唯一方式，就是從別人那裡攫取。

這種想法削弱了他們的生命力，進而變得虛弱。他們陷入絕望的困境，無法意識到自己其實有能力運用自身的能量泉源。我們應該對能量吸血鬼感到同情，他們通常沒有真正的朋友，也難以維持一段長久的關係，因為他們的伴侶會變得精疲力盡。

我在大型的授課活動結束後，常會有參與者跑來給我一個大大的擁抱，並說：「來吧！我要給你一些能量！」在大部分的狀況中，我不但沒有接收到能量，反而是覺得自己的能量受到耗損。這些擁抱者卻歡天喜地離開了，因為他們相信自己給出了能量，做了件好事。我沒有責怪他們的意思，如果他們了解自己其實是在耗損他人能量，一定也是震驚萬分。他們只是不清楚自己做了什麼罷了。

重度的能量吸血鬼通常是非常戲劇化的，這意味著旁人的注意力都會聚焦在他們身上，也就是有更多的能量供他們吸取。能量吸血鬼有時會讓人們相互攻擊，因為只要有人支持他們，他們就能吸收那些能量。他們會參與爭論，甚至對他人發起看似不公平的情緒攻擊，這些言行都是來自他們潛意識的目標，想要促使情緒性能量的生成。

他們會曲解你的話並拿來挑釁你，特別喜歡利用你在脆弱時講的話來作文章。他們缺乏了解他人觀點的能力，覺得不管什麼情況自己都是「對的」那一方，喜歡擺出「我最正確，你錯了」的言行。

能量吸血鬼還有一個特徵就是不相信任何人。他們身邊總是有著偏執的氛圍，同時會保持高度的警覺，彷彿只要一有人出聲反對或是批評，他們就要趁機大吵大鬧一番。如此一來就會產生戲劇化場景，他們便可藉著這個大好機會吸取能量。

旁人常會將他們視為完美主義者，但是他們之所以一直想控制外在環境，其實是為了掩蓋內在缺乏控制的感覺。他們甚至會認為是其他人在耗損他們的能量，所以自己才要透過「耗損回來」予以反擊（我遇過許多抱怨自己是能量吸血鬼受害者的人，實際上才是耗損他人能量的人）。

能量吸血鬼另一個常見的特質，就是表現得像無助的受害者，會不斷地怨天尤人，對別人的幫助需索無度。那些試圖提供幫助的人成為拯救者之後，能量只會越來越耗弱，因為對能量吸血鬼來說永遠沒有什麼滿足的一天。

你是否曾遇過一些人老是嚷著要辭職不幹或是離開負面情況，卻好像根本沒有要付諸實行的意思呢？其實，他們只是希望你能阻止他們，這也是吸吮你能量的一種方式。你每試圖說服一次，就會注入能量，他們便能取得所需的「燃料」。

他們也會利用罪惡感來操控他人，以取得能量。舉例來說，能量吸血鬼可能會說：「你前天離開公司時，沒有把公司車的鑰匙留下，所以我只好搭計程車，由於沒有裝暖氣，因此我感冒了。還有，計程車裡的空氣奇差無比，我的過敏也發作了，所以那份報告沒辦法準時給你。」

能量吸血鬼會自認理直氣壯，潛意識裡還希望你會覺得過意不去並向他道歉，這樣一來，他們就能攫取更多的能量。

自戀者、被動攻擊者，以及「奉獻者」算是能量吸血鬼嗎？一般來說，這三者都可歸類為能量吸血鬼。奉獻者常會在沒有人要求的情況下，主動做一些事，以期受到別人的感謝，要是結果不如預期，就容易懷恨在心。他們也可能主動提出幫助，然而你要是真的接受了，他們也會不爽。被動攻擊者則是一邊口頭上支持你，一邊出小動作來貶損你。

在所有的關係中，都會同時接受及給予能量，有時候你會付出比較多，有時候可能會變成接收比較多，這都是正常的。那些會耗損你的能量束，連結到的往往是跟那些相處起來讓人疲憊不堪的對象。與這類人相處——甚至光是想到他們，就會讓人覺得無比疲累和精疲力竭，這就是所謂的能量吸血鬼。

吸引力法則和吸血鬼：你或許想過生命中的某些人，可能就是所謂的能量吸血鬼。不過，在把矛頭指向那些「嫌疑人」之前，不妨先檢視一下我們常說的吸引力法則。如果你曾經是個遭到能量吸血鬼茶毒的「受害者」，有個可能是，你的內在有著會吸引他們的課題，因此你們在某個程度上有著相同的振動頻率。能量吸血鬼通常會受到缺乏個人界限或個人力量的人吸引（所謂「個人界限」不是說你身邊有一道牆圍著，而是你不會透過貶低自己，來追求別人的認同）。

你是否需要檢視一下自己在生活中的界限呢？是否時常怨恨別人的所作所為？是否常

覺得自己受到不公平的對待？如果你的回答是肯定的，或者你總是把別人的需求看得遠比自己重要，甚或是不敢說出自己害怕被拒絕的事實，那麼這些情況都能夠讓你的能量被能量吸血鬼吸個精光。

別急著批判能量吸血鬼，他們是無法獨立自主的人，所以才需要從別人那攫取能量。因此，你的生命中如果出現了能量吸血鬼，請檢視自己內心是否認同他們的潛意識想法。你是否也下意識地覺得自己沒有足夠的力量、活力或愛……而且無論如何就是不夠滿足呢？這樣的話，你可能擁有和能量吸血鬼相應的頻率，該是提升你如何看待自己與人生的時候了！能量吸血鬼需要「食用」恐懼和弱點。阻止他們的方法，就是掌握自己的內在權力、勇氣和恩典，他們就會離開了。

如果你的生活中有能量吸血鬼的存在，或有那種在他們身邊待了一陣子後會感到虛弱的人，與他們見面前，請考慮先為自己設下保護屏障（更好的方法是盡可能避開他們）。有關設下高效的保護屏障和保護方法，請參閱第四章。

精神攻擊

精神攻擊是存在的。跟讓人精疲力竭的能量吸血鬼是不一樣的狀態，能量吸血鬼是從別人那吸取能量，而精神攻擊是來自某人有意識（或潛意識）想傷害你。這很直接，而且非常擾人，就像某人一拳揍在你的胃上，只是用的是能量。想要了解更多精神攻擊的資訊，以及如何保護自己，請參閱第四章。

附身

另一個需要採取保護行動的時刻，是遇到附身的情況（亦即一個外來靈體佔有某人的肉身，或與某人共享一個肉身）。這是一種內在的連結，被附身的人通常與附在他們身上的靈體有很強的能量束連結。關於附身的紀錄可以一路追溯到人類最早的歷史。在我的訓練初期，我的夏威夷卡胡納教會我如何釋放亡靈（也可稱為大地亡靈），她還訓練我釋放附身的靈體。她說，附身是非常罕見的情況，但還是希望我能有所準備。

早期許多人會來找我釋放鬼魂，狀況有點像好萊塢電影演的那樣——當鬼魂被釋放時，門會砰砰響、窗戶會轟然關上、燈光會閃爍（後來，我才知道自己下意識喜歡這種戲劇感，但當時的我並不知道。再次驗證了，你關注什麼，就吸引什麼到你身邊）。有天一名女子前來求助，她相信自己被附身了，理由看來也頗充分。去了她家後，我按照被教導的方式釋放了鬼魂，女子很高興附身的靈體終於離開她了。

我不清楚那是不是真的附身事件，因為大部分的情況都是心理因素及幻覺造成的。但是，當我離開她家準備開車時，卻找不到本來停放在她家門前的車。我的車子不見了！我確實有把車上鎖，也有把車輪上鎖呀！我感到無比困惑，找了一陣，發現車子居然停放在半條街遠的地方，而車輪和車門都鎖得好好的。如果不是一群壯碩的橄欖球隊成員把我的車抬來這裡，那麼就是有超自然現象發生了。

我不確定這到底是怎麼回事，但是看著自己那輛被移動的轎車時，我意識到該是停止聚焦在鬼魂以及附身事件的時候了。自此之後，那些附身事件就沒有出現在我的生活裡了。在接下來四十八年的教學生涯裡，我只遇見過零星幾個鬼魂和一起附身事件。**你關注什麼，就吸引什麼到你的生活中。**

我之前提到唯一一起附身事件是發生在澳洲。那是一個大型活動的教學現場，中場休息時我急著去吃午餐，但是想跟我說話和簽書的人大排長龍。有兩個女人上前找我，其中一個看起來臉色蒼白又茫然。她說：「我的朋友被附身了。我很害怕，因為她昨天試著把車駛離路面。」

我知道真正的附身事件其實很稀有，大部分的症狀都是出自心理因素，所以我並不是太擔心。有些人會藉由幻想自己被附身，來獲得「我很重要」的感覺，也有些人想藉由這種戲劇化的表演來獲取同情。

於是我不假思索地說：「好！讓我們把那個討厭的靈體趕出她的身體吧！」我沒有想到要保護自己，因為當下不覺得需要防範什麼，加上也不認為這個女人真的是被附身了。如果我知道那是真正的附身，就不會那麼大意了（看我當時多想要去吃午餐）。我告訴疑似被附身的女人，我會狠狠地捶打她的胸口，這樣外靈就會離開她。我把手握成一個鬆散的拳頭，敲打著她的胸口，數著「一、二、三」，並大喊：「滾！」

她身體震了一下，嘴角和額頭周圍因壓力而生的皺紋不見了，眼神也清明許多。她驚訝地鬆了一口氣，驚呼道：「祂走了！祂走了！謝謝你！噢，天啊，終於走了！」

我自認她已經釋放了「認為自己被附身」的信念，然後就把這件事拋到腦後，繼續回答下一個人的問題。整個隊伍終於慢慢消化掉了，當我轉身去拿錢包時，突然出現嚴重的肌肉收縮，我的身體感覺起來像是被緊緊地束縛著，好像癲癇發作一般。我摔倒在地毯上，抽搐著，活動發起人嚇了一大跳：「發生什麼事？要不要請醫生來？」

我可以聽見他說的每一個字，但那些字好像被什麼蒙住了一樣，聽起來悶悶的而且很遙遠，彷彿在長而黑暗的隧道的另一端。我狂亂地思考著這到底是怎麼回事？突然間我懂了：那個女人是真的被附身了，而靈體從她身上離開後，跳到我身上來了。可惡！

那位活動發起人湊到我身邊，我輕聲囈語道：「附身。」我先前幫人驅除靈體的過程，發起人都在一旁看著，所以他很清楚我在說什麼。於是，他立刻抓起一張紙，瘋狂地在上面畫了「大衛星」（他是猶太人，相信大衛星能夠保護我），然後把整張紙往我嘴裡塞，試著讓我吞下去，好把附身的靈體給趕出去，而我則是擔心這團紙會把我給噎死。

但是一切仍然變得越來越黑暗，我眼前的光點逐漸模糊，就在光點逐漸縮小時，我聽見內在的聲音說：「記得你是誰。」

這幾個字改變了一切。

記得你是誰。

對我來說，我認為我是永恆的一切，沒有什麼東西不是我。我是無限。造物者降臨於我……成為我，一切只有愛與恩典的存在。

隨著這些文字的浮現，光點變得越來越明亮……直到我浸沒在光芒萬丈、閃閃發亮的金黃色光中。就在那一刻，我知道外靈以及附身都已經不存在，那個附著在我身上的不明物已經離開了，只有那光亮還存在著。

「記得自己是誰」使得一切產生了很大的不同。雖然我堅信如此，然而活動發起人卻很肯定地認為，我是因為吞了那團他畫了「大衛星」的紙後才恢復正常的（在他的堅持下，我確實設法把那團紙嚼一嚼後給吞了下去）！我很尊敬「大衛星」，但是我知道不是祂把靈體給趕跑的。

無論如何，我還是很感激他快速的臨場反應。我們一塊去吃午餐，並順利完成後續的活動，附身事件沒再留下任何殘餘的能量了。

要不要告訴你們這個故事讓我很掙扎，因為不希望讓你們的內在，因為可能發生附身事件而感到恐懼（我幾乎可以保證，真正的附身事件絕不會發生在你身上或你身邊，這真的是極為罕見）。然而，我還是決定分享它，因為如果你真的碰上附身事件，請記住你是誰，就這麼簡單。

你是一個偉大、閃閃發亮的光體。你不需要背誦任何特殊的詞語，這方法不僅適用於所謂的附身，也適用於生活中的所有挑戰。當你記得你是誰，當你記得你是無限的恩典、愛和光亮時，就不會有空間留給其他的東西了。你不是生命中的受害者，也不需要成為受害者。

「毒」人

你可能會覺得生活中的某些人是有毒的，如果是這樣，你應該立即採取行動，將他們從你的能量場中驅除。這些人會耗盡你的能量，或者是讓你覺得很自卑（毒人是指你和那個人之間的能量束對你來說是有毒的）。

他們不是能量吸血鬼，因為不會吸取你的能量；他們也不是精神攻擊者，因為不會有意識地希望你生病。這些人的心態非常消極、負面，似乎會傳染給所有周圍的人。

遇到風和日麗的一天，他們寧可談之後馬上就要變天了，或是今天空氣有多糟糕；如果有人讚美他們的新髮型，他們反而會開始抱怨自己花了多少錢，或是美髮沙龍裡面的氣味有多可怕。無論面對什麼話題，他們都有辦法找到負面的方法來應對。

他們面對生活的方式，就是單純且徹底地消極、負面。令人抓狂的是，唯一讓他們感到高興的事，就是其他人也跟他們一樣消極、負面，這樣他們可以一起跟著抱怨。

我們很難不去批判那些老是消極、抱怨的人，但是你對另一個人的批判，可能會傷害到自己。與其嚴厲批判他們，倒不如對他們抱持同情心（沒有人真的想要四處消耗他人的能量，他們只是想要被愛、被接受，卻不知道該怎麼做）。要了解的是，雖然他們對你有毒，並不表示對誰都有毒，他們的靈魂本身是沒有毒性的。就像有些人對草莓或海鮮過敏，但不代表草莓和海鮮有毒一樣。

夢想踐踏者

夢想踐踏者與其他類型的能量消耗者不太一樣，他們通常是帶著善意且有愛心的人。然而，如果你的生活中出現了夢想踐踏者，那麼一定要切除相關的負面能量束。

通常夢想踐踏者是善良的人，而且常是你很親近的人或家庭成員。他們藉著「要保護你」的幌子，來批判和貶低你的夢想，會說你的夢想不可能實現，因為你沒有技能、金錢、時間、教育背景或任何看似合理的原因。他們的說法多少也有憑有據——你可能真的沒有錢、沒有技能、沒有一定的教育背景、沒有足夠的智力或時間——所以他們自認正在拯救你免於失敗或失望的痛苦。但實際上卻是在扼殺你與夢想一起前進的創新和靈感的火花。

這些是最難清除的能量束，因為這些人是有意識地希望你過得更好，覺得自己正在保護你。我們也很難對他們的話聽聽就算了，因為夢想踐踏者往往是你生命中最親近的人，而且宣稱只是希望你過得更好。

我非常清楚夢想踐踏者是什麼樣子。我高中的輔導老師當年一直建議我不要上大學，說我應該專心趕快找個老公嫁了，當個家庭主婦就好。我父親也跟我說，大學比較適合男生去讀，因為男生是家裡的經濟支柱（但他這麼說還滿奇怪的，因為我母親擁有多個大學學位，母親是家族中第一代接受大學教育的人）。

輔導老師和父親都認為他們在幫我——甚至是在幫助未來的我（雖然不容易，我還是進了大學就讀）。在我的生命中，有過無數次被告知我所擁有的東西，不足以讓我的夢想成真。然而，每一次我都會跺一跺自己的腳跟，並向全世界（以及向自己）宣告我絕對有資格，然後繼續往前走。

如果你的生活中有夢想踐踏者出現，不要讓他們的言語影響你是很重要的；不要被那些話語影響，也不要認為那是你的問題。記得提醒自己，在他們的心目中，他們覺得自己是在幫助你。

我們很難不去聽夢想踐踏者說的話，而且當他們已經在為你可能的失敗感到哀傷時，就更難以溫柔、充滿愛的愉悅之心來面對。但努力是值得的，如果你決定對切除夢想踐踏者所帶來的能量連結，請記住你們的關係還是存在的，切除只是斷開你的夢想被踐踏時所產生的負面反應。

不屬於你的悲傷、恐懼或憤怒

如果你持續產生一些「不屬於你」的情緒，也是切除負面能量束的時機。當然，相對於探索某種情緒是否源自你的內心，隨意宣稱情緒不屬於你是容易許多。如果你已經探索了自己的內心，但還是找不到任何合理的解釋，那些情緒就真的有可能不是你的了，這時就該切除連結到引發那些情緒的人的能量束。

有時候一種不屬於你的情緒，可能是與未來事件或未來的集體意識相連結。二〇〇一年九月十一日的早晨，我在加州被一個噩夢給驚醒：一棵大樹，就像摩天大樓一樣又高又大，被擁有深色鬍子的中東男子從根部開始砍伐。很多人從樹上跌落而死亡，處處血跡斑斑，然後這棵大樹便頹然坍塌。

這是個極為恐怖的噩夢，導致我立刻起床衝到車子上，連睡衣都沒換，直接把車開上附近的小山丘。我需要山丘上這樣開闊、寬廣的空間來穩定呼吸。這沉重的恐懼讓我心煩意亂，我最直接的猜測是心靈存有一些自己從沒探索過的黑暗面，所以必須做很多的內在工作來進行清理。當我看向東方的地平線時，聽到內在的聲音說：「它從今天開始。」我以為這表示我需要從那天開始做一些深刻的清理工作。

終於，我開車回家了，但是卻覺得越來越沉重。回到家，一個紐約的朋友打電話來，我跟她說了那個讓我耿耿於懷的夢境。我們大概聊了三十分鐘左右，朋友家的電視一直是開著的，突然間她驚呼道：「丹妮絲，天啊！新聞報導說，有一架飛機撞到世貿中心的雙子星大樓了！」她開始邊看電視邊驚恐地跟我實況轉播，由於我家沒有電視，因此無法立即看到朋友所述的影像。幾天後看見那些新聞影像，以及人們從高塔墜落的情景，幾乎完全符合我在夢中的所見。

我的夢讓我在無意識中和未來的事件產生能量連結了。這個即將發生的悲劇經由能量束傳遞給我，我卻以為那是出自我內心的「東西」。要不是媒體報導，我可能永遠不會知道那股哀傷的感覺，是來自一起未來的事件，根本不屬於我自身的能量。因此，如果你被一些無來由的情緒襲擊，花些時間辨識它的來源是很重要的，它可能跟未來發生的事有關。

至親死亡後的悲慟復原

人生中最難面對的事件之一，就是至親的死亡——包括最愛的朋友、家庭成員和寵物。那種失去的傷痛，痛徹心扉，因此能夠盡情地悲傷是很重要的。在一些原始文化中，悲慟的時間是一年，不過有些人能以比較快的速度度過悲傷周期，有些人則需要幾年的時間。不管時間長短，都沒有對錯，面對悲慟，確實是需要時間的。

有時候，當你覺得悲傷期已經結束了，心裡卻還是有一股沉重的感覺持續著。這可能是你與過世的至親之間的能量附著物正在耗損你。也許該是帶著愛，放下它的時候了，但請記得，這不代表你們之間愛的流動就沒了，愛還是會持續地綻放。「放下」只是代表你會好好地繼續過自己的人生，而他們可以在靈界中繼續他們的修行。

住家或工作地殘餘能量以及前人的能量

當你搬進新環境時，可能會感到精疲力竭或是覺得不像原本的自己。如前面提過的，任何的改變都會帶來壓力，然而有時候是新環境殘餘的能量，或是前人的能量在耗損你。換句話說，你和那些之前的能量，或是之前在這裡活動的人有繫帶連結。如此一來，進行切除程序就很重要。

我在第五章會分享關於清理空間能量的技巧，對這個情況會有所幫助。在清理了殘餘的能量後，你可能會想要在周圍建立一個防護罩，而方法也可在第四章找到。

不是出於愛的團體

另一個需要採取行動、釋放能量繫帶的重要對象，是那些不支持你或無法賦予你力量的團體。如果你參與了一個不良善、不具備愛的團體（可能是宗教、心靈、政治或志工組織），同時注意到自己每次參加完活動後，能量都有所耗損，那麼你就該切除和這個團體之間的連結。

桃樂絲告訴我，她這輩子一直都是浸信會信徒，甚至她的父母、祖父母和曾祖父母都是。小時候她很喜歡去教堂，但是等她成年後，她注意到自己每次從教堂回來會覺得疲憊不堪、精疲力竭。她覺得浸信會信仰沒有任何問題，但在那段期間，她和浸信會信仰的能量無法相呼應。

桃樂絲切除與教堂組織（並非宗教本身）的能量束連接後，她覺得自己終於可以輕鬆地呼吸了。她沒有意識到這件事對自己造成這麼大的壓力，因為被切除的繫帶能量又稠密又強大，她認為這是家族祖先與教會緊密的連結所造成。

重要的是記住，就像桃樂絲所做的那樣，你是可以切除跟組織或團體之間的能量束，同時保有和信仰或哲學的能量束。

調查以及評估你的能量束

在這個章節中，你會學到一些方法來探索和追查你的能量束。你也會學到一些觀想和探測技巧（dowsing，占卜法，用於尋找地下水、金屬、礦石、寶石、石油及各種物品與材料）以挖掘你原有的內在知識。你的直覺越強，在尋找和探索能量束的過程中所獲得的結果也就越強大，直覺將使你更清楚了解自己對什麼事物產生附著。

首先，有三件事對啟動你的直覺至關重要。

啟動你的直覺

1. 相信你的直覺：即使我們生活在一個推崇邏輯、貶低直覺的科技年代，你還是有一部分與周圍隱形的能量相互連結著。即使你在意識上已忘了這個連結，你還是可以使用它。很多人在事故發生的前幾秒，就能感知到有事即將發生；或是在準備接起電話的同時，腦海就會浮現來電者的影像。也有些人看到流星劃過夜空時，會產生合一感，一種對生命中至關重要事物的預知。在這時候，我們內心所產生的感受和感知，就是內心的聲音正在對我們說話。這個聲音不斷給予我們指導和訊息。想要聽見它的聲音，首先你必須信任它，即使它對你的意識思維似乎沒有意義，也該關注這個聲音。聽聽它在告訴你什麼，請一定要信任它。

2. 願意犯錯：信任直覺最大的障礙之一，就是你害怕犯錯。為了培養你的直覺，請放下「凡事都要正確」的需求。我在教授直覺養成的課程時，注意到那些表現最好的學生，往往是那些不在意自己是否答錯的學生。害怕失敗的人會下意識地限制直覺力的自由流動。

你必須願意失敗，擁抱你的失敗！每次的失敗，你都會從中學到一些東西。當你犯錯，你就會和初學者的思維方式產生連結，這也是你準備學習、傾聽和接受的立基。

3. 練習你的直覺力：發展你的直覺力與學習任何新技能沒什麼兩樣，你需要練習，才會熟能生巧。有很多簡單的練習方法，比如說，你在等紅綠燈時可以猜猜變成綠燈前，有多少紅色車輛會通過。你不會一直猜對，但是當你猜對的時候，請注意自己的感覺，以及身體隨之而來的任何感覺。

情緒和身體感覺，是擁有高度直覺力的人在尋找答案時會使用的內在指標。

例如我的學生喬治具有高度直覺力，當他的直覺集中且清晰時，他的胸口正中央總會出現特殊的感覺。

當你練習時，可以開始學著辨識身體給你的訊號。

以掃描的方式找能量束

探索你的能量束最有力的練習之一，就是在冥想狀態下掃描你的身體。這很簡單，卻也是覺察能量束最有效的方法。以下就是做法：

1. 在你覺得非常安全、舒適的地方坐下或躺下，請注意保暖。
2. 閉上眼睛，並做幾個深長且舒緩的呼吸。
3. 想像自己正站在一個綠草如茵的山丘，你踏出了自己的身體，並近距離地看著自己的身體。

4. 當你觀察自己的身體時，你會看見各式各樣的能量束、能量帶、能量繩，甚至是一些能量網，從你的脈輪或身體的其他部位流出。請注意它的顏色、質感、尺寸、溫度，並看看它們連結在哪裡。

5. 選擇其中一股能量束，並想像自己正在觸摸它。如果可以，輕輕地提起它並把手滑到它的下方，然後想像自己正隨著它來到你所依附的那個人、地方、事物或情況。

6. 等你從冥想中離開後，把過程中所覺察到、經驗到的事情寫下來。

用探測術找能量束

另外一個練習，就是用探測術來尋找你的能量束，而探測術正是一種深入利用直覺的方法。在探測工具的協助下，這種預測方法可以幫助你找到問題的答案，像是透過解讀靈擺或探測杖（dowsing rod，又稱占卜棒）的移動方式等。

靈擺是由加重的物體組成，可以從一個固定點來回擺盪。它可以是水晶、石頭、大珠子、鑰匙或其他能掛在鍊子或繩子上的東西。你不需要特別去購買，甚至可以自己動手做一個。如果你打算用項鍊，只要確保鍊墜是一塊石頭或飾物，讓它有足夠的重量可以來回擺動，這樣你就有個靈擺啦！

人類已經使用探測術數千年之久，阿爾及利亞的史前壁畫描繪了早期的水源占卜師，也有研究發現古代的中國人和埃及人早已使用探測術。探測術的第一份文字撰述出現在中世紀，《坤輿格致》（De re metallica；或譯為《礦冶全書》），由採礦學之父阿格理科拉所著，詳細地描述了如何使用探測術探測金屬礦物）的內容頗為令人驚艷。這本書於一五五六年首次出版，其中包含許多木版插畫，展示了各個階段的探測術所使用的占卜棒。

雖然探測術有著許多流派，但是這種古老藝術的施行者都同意一點：它是有效的。為什麼幾個世紀以來，探測水源可以如此成功？一個解釋是，水源占卜師能夠探測出地下水所發出的細微電磁場，這個理論有其科學基礎，因為流動的水確實會產生自然電場，卻無法解釋為什麼其他形式的探測術也是可行的。

許多人認為探測術之所以有效，是因為水源占卜師刻意把自己調整到能與智慧之流共振，因此能夠進入所有人的集體無意識中。水源占卜師從中接收訊息，導致肌肉抽動，從而引起占卜棒轉動或靈擺的擺盪。換句話說，水源占卜師的身體成了能量流的接收站，而探測工具則成了接收訊息的放大器。值得注意的是，所有的探測都會受到水源占卜師個人潛意識認知的影響。

任何人都可以學會探測術，因為探測術的資源易於取得，但是如果要探索你的能量束，建議從使用靈擺開始，因為這是一種比較容易掌握的方法（至於如何使用探測術切除繫帶，請參閱第三章的練習）。

以下是施行探測術的步驟：

靈擺的製作或取得：如果你決定購買靈擺，請找一個看起來及感覺起來都很棒的靈擺，並在購買之前先試用一下。擺錘可以是由石頭、水晶、木頭或金屬等材質製作而成的精美造型。最好的靈擺會擁有對稱的形狀，並在其中一側有個尖端，不過其他形狀也是可以的。

在開始使用靈擺之前，你需要為它「充電」。你可以將手放在上面，並想像光從你的手注入到靈擺裡。替靈擺充電往往可以增強它的工作效能。

下一步是將繩索或鏈條牢固地握在拇指和食指之間，距離擺錘幾英寸遠（舒適的範圍在三到十二英寸之間），這樣它就可以自由、平穩地擺動。將手肘緊緊地貼在身上，或把手肘放在桌上，都有助於穩定你，以及讓你的能量更踏實。

了解靈擺提供答案的方式：問一個你已經知道答案的問題，來幫助你解讀靈擺以什麼樣的擺動來回答問題（是或否）。舉例來說，如果你問靈擺「地球繞著太陽轉嗎？」而它以垂直於你身體的擺盪方向回應你，那麼這個動作就代表「是」。通常（但不總是如此），當靈擺在你的身體前面以垂直於身體的方向擺盪時，就代表答案是肯定的；與你的身體平行的擺盪，就意味著否定。順時針擺盪通常意味著肯定，而逆時針通常意味著否定。

為了熟悉你的靈擺，透過提出非常簡單且直接的問題來練習是很好的，例如：「我是男生嗎？」或「現在是白天嗎？」等你可以明確知道，哪種擺盪方式表示肯定，哪種擺盪方式表示否定時，就能開始問自己想知道的事情了。不過，透過靈擺取得答案之前，你一定得先捫心自問以下兩個問題：

● **我可以嗎？**你是否具備接收所尋求答案的先備知識？舉例來說，如果你想問念頭束的問題，但是並不知道念頭束是什麼，那麼靈擺就只能提供很有限的解答了。

● **我應該嗎？**你需要仔細考慮，在這個特定時間獲取有關此問題的知識，是否符合你的最佳利益。你也需要考慮，這是否對所有相關人員都有幫助，因為有時候我們其實還沒準備好接受問題的答案。

如果以上問題的答案你都是肯定的，那麼你就真的準備好使用靈擺了。請記得先詢問簡單、清楚的問題，有經驗的占卜師能夠非常熟練地以簡潔的方式提問。你構建問題的方式，會決定你接收到的訊息的有用程度。

剛開始使用靈擺時，不要擔心靈擺沒有立刻產生反應。有時候，初學者會很怕得到錯誤的答案，造成靈擺動也不動。請有意識地放下必須「正確」的想法，徹底地清理內心的想法。當紛亂的想法安靜下來時，你就成了個天線，可以進入自己的潛意識和集體無意識。你無法控制探測術，你只是一個通道，有時答案會很容易地透過你浮現出來，有時則什麼都沒有。請放下！當你能夠放鬆並好好享受時，反而能取得更好的成果。而且，就如同大多數的技能一樣，多練習會讓你變得更熟練。

如果靈擺動都不動，你可以把它握在手中幾分鐘，也可用同一個方向來搓揉它，或是對著它吹氣。這些技巧通常會增強靈擺的靈敏度。

信任你的第一個反應：你除了用已知答案的問題來練習，也可以問一些你不知道答案但可以找到答案的問題。最重要的是，相信任何透露給你的訊息——你還是可以挑剔訊息，但是請不要經常懷疑自己。在提出新問題時，請完全停止靈擺後再重新開始。你練習的次數越多，準確度就越高，你的信心也會逐漸提升。一旦你對自己的探測能力有信心了，就可以用這個技巧來探索自己的能量束。

等你對靈擺的使用已經上手時，可以開始詢問不同的人以及不同的情況，來看自己最大的親和束在哪。你可能會對結果感到驚訝，不過，你接收到的第一個結果會是最好的。

我建議你使用是非題的方式來詢問。舉例來說，你可以問：「我跟夏琳之間有很強的繫帶連結嗎？」如果答案是肯定的，那麼第二個問題就可以是「這個連結是正向的嗎？」你可以繼續再問，每個問題都會提供更多的訊息。請記住，每次要問新的問題時都要讓靈擺停住以重新設定。而這些接收到的訊息，你也可以寫下來。

辨識真實的程度：有時答案既不是肯定的也不是否定的，而是取決於正確度或百分比。譬如說，如果你想知道蓋兒阿姨的能量束對你的能量有多大的影響，可能會發現有48％的影響，而你的朋友蘇珊對你則只有8％的影響。你也可以探測看看自己能量場的負面與正面影響有多少。

你可以使用圖形的陰影區來確定這一點。如果靈擺進入圖表中最黑的區域，就表示可

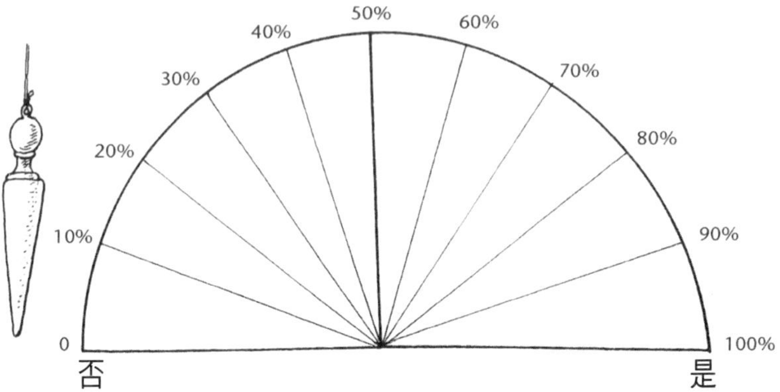

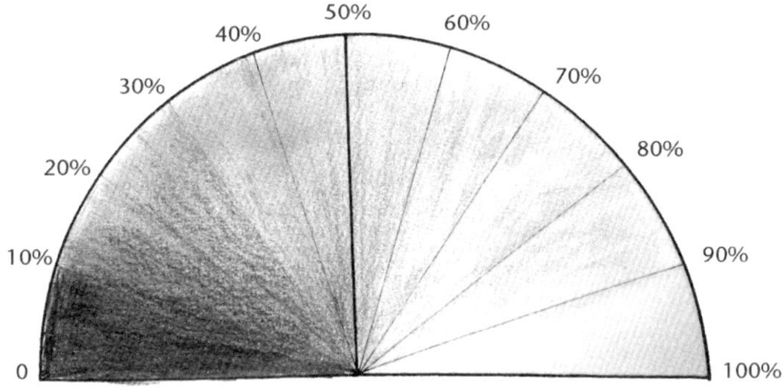

能會發現，特定的能量束對你造成了破壞性的影響；如果它擺動到淺色的區域，則代表該能量束對你的影響很小。

探索住家的能量耗損：對我們的能量產生最大耗損的能量束，可能是我們與住家和家裡物品的連結（這就是為什麼清除雜物，可以對你的能量產生如此強大的影響）。

不妨帶著靈擺在家裡或生活環境中四處走動，看是否有特定區域或物品的能量束正在耗損你的能量。你只要站在不同的區域或將心神聚焦於不同的物品，看靈擺是表達了肯定還是否定。「肯定」意味著這是良好的能量連結，「否定」則表示這是負面的連結，你可以藉此來清理負面附著物。舉例來說，如果祖母送你的茶具會讓你想起她是個可怕的控制狂，那麼它可能就有著負面的能量束與你連結著。

你也可以透過冥想來掃描住家的環境。該如何做呢？先放輕鬆，然後閉上雙眼並想像自己正緩慢地走過家裡一個又一個的房間。在每個房間中停留一下，去感受這個空間的能量，想像自己有能力去感知能量，還能注意到哪股能量束與哪個特定物品或區域連結。注意自己與每個物品連結時，能量是否出現高低起伏的情況。

在本章，你已經了解到負面能量束的影響，如何進行探索和評估，以及何時是釋放那些負面能量束的適當時機。在下一章，你將學到切除耗損你能量束的實作方法。

3

切斷捆綁的關係：釋放耗損你的能量束

本章適用於你需要解開或放下生命中的某些人事物的時候。你將學到如何釋放、切除或精簡耗損你的能量繫帶。然而，重要的是你得記住，當你的能量強勁、清晰且頻率得到調整時，你並不需要另外花功夫處理，負面能量束就會自行萎縮。在我們開始討論如何切除和釋放能量束之前，有一些事情請你務必牢記在心。

隨意切除能量束，而不清楚了解自己為什麼要切除，甚至是不了解那些能量束存在的根本原因，有時候這反而會造成你能量上的不平衡。你必須清楚意識到自己「為什麼」要切除這個連結，並對這個神聖的能量束釋放儀式抱持尊重之心。

請記住，從某些層面來說，不管能量束是健康還不健康的，都是你自己選擇擁有的。當然，擁有負面繫帶大部分都不是出於有意識的選擇，但是在靈性層面上，你可能已經與這些能量束「簽約」（甚至是終身合約），好讓它們附著在你身上（所謂的終身合約，可能是你還在靈界時，為了讓自己的靈性有所成長，對於這一次人生體驗所做的一些選擇），這可以說是很個人的生命責任。

只是，對於自己要從這些耗損能量的附著物學到寶貴的教訓，可不是令人覺得開心的事。但是，這種認為自己是「生命的受害者」的想法不盡然正確，其成因很可能是當今社會傾向推崇「受害者」的身分。

電視充斥著各種「受害者」的新聞，觀眾無不急急忙忙地去可憐他們，對於他們遭遇悲劇感到遺憾。在我們的文化中，認為自己是個受害者，比起為自己所有的人生經歷負責要容易許多。請不要誤會我的意思，我們當然該對任何處境艱難的人抱有同情心。如果是我們自己遭遇困境，也該對自己抱有同情心，但重要的是要記住，從「靈性」層面來看，沒有受害者，只有志願者。

擁有負能量束是否能讓我們有所得呢？

接下來有些不太好回答的問題要請你好好思考，這對你了解和釋放那些對你不利的能量束是有幫助的。如果你的回答多數是肯定的，請不要因此批判自己，這只代表你是個正常的人類。如果我們誠實以對，幾乎所有人在回答這些問題時，至少都會有一個的「是」。

- 你是否下意識地享受著被需要的感覺，即使這些需求無度的人正在耗損你的能量？你需要感覺自己被需要嗎？
- 你是否曾經努力地為了讓某個人喜歡你，而放棄了自己的（個人）力量呢？
- 你是否曾經為了得到他人的認同，而僭越了自己靈魂的需求？

●你和自己的關係是否不太健全，以至於總是吸引負面的關係進入你的生命呢？
●你是否很享受猜對不喜歡的某人的本性或情況的發展呢？
●你是否為了讓生活更具戲劇性，而跟其他人說「某某人是能量吸血鬼！」這樣的話語？
●你是否享受常常能出頭當個「英雄」，吸引「有毒的」能量束和情況進入生活中，讓你覺得自己能夠撥亂反正？
●你是否喜歡感覺自己是個「好人」，而「他們」是「壞人」？
●你是否對於自己持有的信仰，或所屬的組織懷有一股正義感呢？
●你是否認為忙碌等同於你的個人價值，因此創造出大量附著的能量束？
●你是否擁有脆弱的人際界限，並且自覺有取悅他人的必要？
●你是否發現自己會一而再、再而三地修改與某人之間的對話，或是對自己說的話感到內疚？或者，你是否會因為某人成為你可以無話不說的依賴，而感到怨恨，且完全不在乎對方會有什麼感受？
●當有人好像在批判你時，你是否容易覺得被冒犯，並且覺得自己的任何回應都是正當的？

如果你對以上任何一個問題的回答是肯定的，這可能是肇因於你擁有負面的能量附著物。舉例來說，若某人說的話或做的事令你感到被冒犯時，能量束就附著上了，因為你需要覺得自己是「正確的一方」。如果你發現他們的言行不恰當，但是沒有起任何情緒反應，這樣就不會有能量束產生。

我們往往很難用嚴格的標準來看待自己，並意識到某些情況下，我們可以擁有的負能量附著物中學到重要的教訓。一旦能夠如此自我檢查，就是釋放負面能量束的第一步。

你的能量束根源是什麼？

在切除之前，能夠探索附著物的根源為何是很值得的一件事。為了獲得真正的自由，你需要療癒並解決造成附著物產生的潛在原因，如果不這麼做，切除負面能量束就只會是暫時的解決之道，它很快又會再黏回來。不管你切除幾次，都會繼續「復活」。

負能量束可能代表某些你內在缺乏或不願承認的事物。能量束會連結到某個擁有你尚未開發特質的人身上，這種情況也很常見。比方說，有名女性可能對某位極有自信的政治明星產生連結，因為她潛意識渴望能培養出自尊，然而她沒有這個自信，因此會把能量束連結到那些有自信的人身上。從一些特定的能量束就能夠看出一個人所缺乏的力量或特質。

另一個例子是，吉拉德內心有很多壓抑的憤怒，他卻相信自己是個恬靜的人。任何處在他身邊的人都能感受到吉拉德外表下那股沸騰的情緒，大部分的同事都把他歸類為被動攻擊者。由於無法接納自己的憤怒，吉拉德只要遇到有人正在生氣，就會嚴厲批判對方，因為他把對自己的批判投射到別人身上。

吉拉德也因此將能量束植入每一個他不認同的人身上，只要他持續自我批判，這個情況就會持續上演。換句話說，他會連結上許多憤怒者的能量場，他的能量中心會被自己和他人的憤怒給堵塞。

我要再重申一次，了解你身上負面能量束的來源是非常值得的。最棒的是，當你解開了自己的問題，那些被你不健康頻率所吸引的人以及能量連結也會逐漸離去。

他們不是壞人

請不要錯以為這些你需要切除連結的人很壞很邪惡，而你是無辜的受害者。這種強烈的批判會創造出各式各樣的能量束，並把你的金場搞得亂七八糟（再次提醒，如果沒有可依附的東西，它們不會無緣無故地與你產生能量連結）。

不過，我明白這些人確實感覺起來很像惡人。我也知道當你與一個殘酷、不公平或不仁慈的人相處時，真的很難放下自己的憤恨，我也有過這樣的經驗。然而，這種情緒不但會對你造成損害，還很難從能量場中清除。

如果你真的被其他人誤會，**最好的反擊就是把他們從你的能量場中，完全且永遠地清除乾淨**。為了做到這點，你必須要能全然地放下。你必須放下自己的批判之心，放下對這些人的判斷必須是正確的需求。這是人類最難做到的事情之一，一旦能夠做到，就會為你帶來最甜美的果實。你會感到自己變得輕盈，並且更能與自己和外在世界和平共處。

最重要的一個觀念是，你要明白切除能量束並不一定會改變對方，也就是說，如果他們以前是個大混蛋，切除之後他們可能也還會是個大混蛋。切除能量束只是代表他們不會繼續在你的能量場裡糾纏不清，也不會再為你製造麻煩。

有時候就在你切除繫帶後不久，切除對象會突然打電話給你，或是想要再與你聯絡。這可能是因為，他們潛意識裡感受到你們之間的能量束已被斷開，所以想要把你拽回來。如果這是一段失衡的舊關係，這通電話不盡然是要把你拉回去，而是他們想要繼續吸取你的能量或是控制你。

如果你放下某人後，對方試圖要再回到你的生活中，最好就是以愛祝福他們，並完全忽略他們的來電或訊息。

有時候你並不需要切除繫帶

在切除任何繫帶之前，不妨先看看是否有其他實體的方式可以阻止能量被耗損。有時候只需要簡單的環境轉換、移動一些物品就可以產生巨大的變化。比方說，如果有個親人相處起來老是讓你覺得精疲力盡，光是減少彼此相處的時間就可以弱化能量束的連結。或者是你和家裡的某些雜亂的物品之間有負面能量束，整理一番就可以將它們移出你的能量場。

施行能量束切除儀式也許看起來很簡便，但是有些物品可能擁有非常強勁的聯繫，能量束可能會「復活」。這時直接把物品從生活中移除會是比較好的方法；同樣的，你也可以比照處理與他人之間的關係，少花時間與那些耗損你能量的人相處，你可能就不需要做清理了。

做任何切除之前，請回到中心並專注

這會讓你的儀式更有力量。你必須進入冥想的狀態，如果思緒開始四處飄移，請輕柔但堅定地把它帶回中心。想讓心念專注，你可以專心於將某個圖像視覺化，或是念梵咒。比如說，你可以想像一朵玫瑰，觀想每片玫瑰花瓣的弧度，想像它的香味，以及它的莖是附著在哪裡等等。專注地去感受這朵玫瑰，讓其他事物逐漸消逝，如果你可以如此專注、平靜地維持冥想狀態二十分鐘，就能成功釋放那些束縛著你的能量束了。

有些切除法則是結合了觀想。如果你還無法順利進行觀想，不必擔心，你的**意圖**才是結果的創造者。維持清晰、專注的意圖，就能如同觀想般的有效清理繫帶。

不時會有人跟我說，他們認為只使用觀想這個方法，是無法順利切除能量束或設立保護屏障的。事實不然，觀想可說是最具有力量的方法之一。

在我女兒梅朵大約三歲半的時候，有位名叫露絲的朋友來家裡拜訪。跟她聊天時，我可以感覺到自己的能量越來越低落，為了阻止能量繼續耗損，我開始觀想我們之間有一朵美麗的粉紅玫瑰。我希望能藉此緩解在雙方之間流動的擾人能量，而這個觀想也確實造成了巨大的轉變，我的能量很快便開始恢復。就在那時，梅朵蹣跚地走進客廳，指著露絲和我之間的空間說：「媽咪，媽咪！你看那朵玫瑰，好美啊！」

她「看見」了我所觀想的玫瑰，這對觀想的有效性來說，實在是個很有力的肯定。你的觀想確實具有舉足輕重的影響力！

我也在這裡說明一下，釋放與某人之間的繫帶連結，不代表你再也無法和他們建立良好的關係，釋放負面繫帶反而有助於改善關係。這也並不代表你不關心那個朋友，或者不想和對方成為朋友，只是意味著任何有害或耗損的能量都被消融了。

這個釋放不但會讓你擁有更多能量和活力，也能讓你設立清晰的界線。你的情緒就只是你的情緒，你的想法就只是你的想法。恐懼的背後是愛，而不健全的能量束通常是來自恐懼。釋放恐懼、走進愛，那麼，任何的負面繫帶都會消失無蹤。

繫帶清理法

我接下來會分享一些有效的方法來釋放不健康的能量束。這些方法都很有效，但對不同的人來說效果會不一樣。因此，我建議你多方嘗試，這樣很快就會知道哪個方法對你最有效了。

清理法1：用刀子切除能量束（實體和非實體的刀子都行）

不論你是用實體或非實體的方式切除，都需要懷有惻隱之心和強烈的意圖。如果你在切除時帶著悲傷或憤怒，那麼或許能切除繫帶，但是悲傷或憤怒會吸引對方的能量回頭，原先切除的能量又會再度連結。我知道這不容易，會想要切除能量束是因為這已經造成你的生活不平衡，或是某人讓你感到非常困擾。然而，當你越能超脫並成為「神聖的觀察者」，理解這股能量連結背後真正的理由，就越容易消除它，你也會從中習得寶貴的一課。

非實體的繫帶切除法

1. 自我淨化：淋浴，用鹽擦洗身體，然後再用冷水沖淨（這會讓你的金場煥然一新）；你也可以泡個鹽水澡，再用冷水沖淨。然後穿上乾淨的淺色衣物（淺色反射，深色吸收；你會想要不健康的附著物離開你，而不是被吸收。）

2. 喝大量的水：在進行儀式時，保持水分充足是很重要的，有能量水是最好的。你可以用手握住裝了水的水瓶並給予祝福，或是把它放在陽光下（月光和星光也可以）照射至少五個小時，讓天體的原力為它注入能量。

3. 書寫記錄：清楚知道你將要釋放的是什麼人和／或事。有時，準確地寫下你的願望並將它置放在你的個人祭壇上是很有幫助的。如果你沒有祭壇，點燃蠟燭後將願望列表壓在蠟燭底下也是可行的。

4. 在舒服的地點坐下：閉上雙眼，放鬆，還可以播放一些背景音樂，音樂能讓你很快進入狀況。做幾個深而完整的呼吸，隨著每一次吸氣，想像閃閃發亮的新鮮能量充滿著你；隨著每一次的吐氣，將所有不需要的人、事、物予以釋放。

5. 喚請引導：喚請你的指導靈、天使和祖先來引導和支持你。帶著感恩的心，請求祂們為了眾生至高的福祉來協助你釋放那些不需要的人、事、物。

6. 觀想：當你覺得放鬆了，請想像自己站在高聳且綠草如茵的山丘上。你可能看到遙遙的遠方有著白雪皚皚的群山，或是燈火閃耀的海岸，請花些時間好好認識一下這個制高點。想像這些青草正隨著微風緩緩搖曳，還看見鬆軟的白雲飄過頭頂。花些時間感覺自己是強壯而踏實的，接著有一條蜿蜒的道路通往山頂，任何與你有負面連結的人、事、物，都可以按照你的意願，走上這條通向你的道路。

7. 切除並釋放：你注意到自己的雙手握有一把銳利的大剪刀（需要雙手操作的大剪

刀）、剪刀（單手操作即可的剪刀）或刀子，而握起來感覺很神聖。你第一個想要切除能量束的人出現在道路上，想像他們來到你面前，接著檢視一下連結你們的能量束，如果顏色鮮艷且充滿活力，你可以考慮不進行切除；如果顏色黯淡無光或萎縮，就拿起你的剪刀剪掉它吧。

如果你覺得剪刀變鈍了，把它高舉過頭，讓太陽光磨利它。有時候能量束會在剛切除後立即復活，那麼請持續一次次地切除，甚至是拔除，你最終還是能切斷它。

8. 確認：當你切除能量束時，請帶著清晰的意圖說：「我的是我的，你的是你的。」或者，你也可以說：

- 「我，（你的名字），特此釋放並切斷與你之間，所有無用和不支持我們至高福祉的能量束。」
- 「當我切除與你的連結，我尊崇我的個人空間，也尊崇你的個人空間。我們自由地站在各自的光中。我是自由的，你是自由的。」
- 「只留下那些具有福祉和能賦予力量的存在。」

當你做出口頭宣言時，會感覺到自己的能量場頓時減輕了。

9.表示感謝：感謝這個人（物品或情況）出現在你的生命中，並為他們的旅程獻上真誠的祝福。這是整個儀式中的相當重要部分，因為讓整個循環圓滿了，讓你得以更輕鬆地在沒有負面附著能量的情況下繼續前行。

實體的繫帶切除法

實體的切除法結合了觀想以及使用真正的刀具。施行步驟和非實體繫帶切除法類似，不過你需要穩穩地站著。握住所使用的刀具，從你感知到能量束所在的位置切開連結。你可以特別注意太陽神經叢這塊區域，因為這裡是最常被附著物阻塞的地方。**請小心別割傷自己！**在儀式過程中眼睛都不要閉上。儀式完成後，確保你所使用的刀具已經用冰冷的水沖洗掉殘餘的能量。

黑線法

拿一張你要切除能量束對象的照片以及自己的照片。將每張照片各自捲起來，並用黑線、黑繩或黑紗線纏繞在其中一捲上面（如果你沒有照片，可以改為在紙上寫下名字捲起來）。捲完後請留下至少長二十三公分的線頭，用來纏在第二張照片捲上。

接著請在能夠靜心冥想的空間，專注於一個意圖：釋放所有不需要的一切。你可以使用這段祈禱詞：

我祈求聖靈的純淨之光，
流向我、穿透我。
我被造物主的愛擁抱著、保護著。
只有支持我和滋養我的存在，
能與我連結。
我是安全的、強壯的，且安然無恙。
一切安好。

接著拿起刀具乾淨利落地切除兩捲照片之間的黑線。我建議你可以把這兩捲照片丟得遠遠的，例如把它們埋起來。最理想的處理方式是，請你抱持所有能量束都是清晰、明亮並符合至高福祉的意圖，把它們給燒了。

能用於切除繫帶的傳統刀具

利用刀具切除繫帶是非常傳統的儀式。我曾在峇里島參加一場婚禮，看到婚禮主持人用一把華麗的峇里島刀，用來象徵性地將連結他人的繫帶切除，好讓這對夫婦能順利結合。

同時在西藏，有種稱為「鉞刀」新月刀形法器，可以用來切斷那些對你無用的物質、世俗聯繫。這種刀的頂部造型是另一種法器「金剛杵」，一般認為有助於消除無知，以迎向開悟。藏傳佛教中還有另一種刀具「金剛橛」。這是一種三面的儀式刀，用途廣泛，西藏人的使用方法之一是消除「邪惡的思想形態」，然後進行淨化。

當地人相信，金剛橛可以切除與無形體、人和思想形式之間的負面連結，其中還包括一些由群體產生的思想形式。思想形式是由個人或一群人的想法、念頭、觀念以及情感能量擴張所形成，有些人可以感知到它們。像是有些人進入一個剛發生完爭吵的空間時，可以感知到房間裡的沉重感。

其他傳統文化也使用不同的儀式刀具來切除連結。在新異教徒（**neo-pagan**，多種新興宗教運動信仰者的統稱，常採用古老異教信仰的思想或儀式，如薩滿文化等）的傳統中，有一種「儀式刀」是用來引導能量（不是用來切斷繫帶），而另一種名叫「波林」的小鐮刀，則是用來切除負面能量繫帶。

也有人告訴我，在一些美洲原住民傳統中，熊爪或鷹爪可用來象徵性地拉出繫帶。雖然聽起來頗有道理，但是我沒有相關資料能支持這個說法。

使用水晶或石頭進行切除

水晶或石頭的使用步驟和前面所說的方法類似，但是請使用具有菱面或尖錐狀的水晶或石頭，不要用打磨過的。被切割成箭頭或刀子形狀的黑曜石是非常有力的切除工具，黑碧璽魔杖也很棒，它們的使用方法與刀子相同。

清理法2：包、拉、接地

這個方法最好在戶外進行，但是也可以用內在冥想的方式進行。這個方法就像是把雜草從土地上連根拔起一樣。

戶外：包、拉、接地

1. 打赤腳，並找到中心：如果你是在戶外執行的話，最好是打赤腳站在地上，能靠近樹木會更好。把身體重量平均分配到雙腳上，輕輕地前後左右搖擺，直到感覺找到身體的重心。靜止後想像你是生命之樹，你的樹根正在向地底延伸，而樹枝正高高地飛向天空。

2. 觀察：閉上雙眼，想像你正在掃描自己的身體，注意看看是否有粗糙而黯淡的能量束存在。不需要找出每一股能量束的根源，只要能覺察那些無法與你的生命力共振的能量束就夠了。

3.包：找到你想移除的第一股能量束的定點，然後想像你的雙手包覆其上好固定它（你可以實際做出動作，或單純觀想自己這麼做）。

4.拉：等感覺到這股能量束已被固定住時，用輕柔但堅定的力道把它拔出來。你可能需要前後左右搖晃一下，讓它鬆脫。道理就跟想要完整拔除雜草時，不要用蠻力硬拔，這樣才不會從中間斷掉。當能量束拔除時，你可能會感覺到體內竄起一種激動感，這種反應很常見，所以不用太在意。順利移除能量束時你會知道的，因為它已不存在任何壓力。

5.接地：當能量束一移除，立刻把能量束的一端接地好中和它，因為大地母親可以轉化所有的能量附著物。接著請想像自己身上所有拔除能量束後所留下的洞，都被光和愛給填滿了。

你可以重複使用這個程序來拔除負能量束。完成拔除儀式後，請洗個長長的澡，並記得用冷水沖淨身體。另外，你也可以用愛普森鹽（Epsom Salts，又稱瀉鹽，得名於其產地英國愛普森鎮，是一種天然的硫酸鎂礦物質）泡澡，記得泡完再用冷水沖淨。在接下來的二十四小時內，你應該會注意到出現了實質性的差異。

室內：包、拉、接地

「包、拉、接地法」也可以在室內以觀想的方式完成，而且也一樣有效；關鍵點就在於，儀式執行時，你必須要有非常清晰的意圖。記得在儀式完成後，以上述同樣的方式淨身。

清理法3：靈性修剪

另一個清理耗損連結的強力方法，就是請求高靈的支持與協助。協助可以來自你的指導靈、精神圖騰、祖先、天使或造物主。喚請祂們的支持與協助，進行一次「靈性修剪」，請祂們從你的靈魂中修剪掉那些不再需要的東西。舉例來說，你可以請求大天使麥可前來，**祂的協助是清理繫帶最強而有力的方法之一！**你可以配合以下祈禱詞，請求祂用光芒之劍，切除任何不需要的能量束：

大天使麥克，我帶著深深的感激，請求您幫助我和（另一個人的名字）釋放那些捆綁彼此的限制性連結。我明瞭自己在這個連結中的角色，並對我所學到的功課表示尊敬。我現在已準備好釋放並放下。

我請求所有繫帶都被融解並轉化為我倆的至高福祉。我請求寬恕與和平在我們之間流動，並用愛把我們封存在各自的能量場中。

你也可以觀想你的靈性指導者正在移除那些負面能量束，你可能真的會看見祂們拿著神聖大剪刀進行修剪。這些繫帶在被修剪的時候，你可以想像自己是身處在廟宇或神聖的地方。我要再次提醒，對所有被釋放的能量束表達感恩是很重要的步驟，這能夠強化你所獲得的成果。

清理法4：靈擺探測和融解法

我們在第二章學過，靈擺是能夠幫助你了解身上附著什麼能量束的有力工具，它也可以用來釋放負面能量。以下為釋放的步驟：

1. 想像一條繩索或線束：觀想那些你想要切除的繫帶就在眼前，想像它們就存在於你和特定對象、上癮行為、物品或信念之間。

2. 在你面前握住靈擺：把靈擺握在面前，讓它自然旋轉或前後擺盪。剛開始的時候，你會覺得是你在控制它，但這沒關係，到了某個時間點，你開始會感覺到是靈擺自己在移動。在此之前覺得是你自己在控制它不會造成妨礙。

3. 觀想靈擺射出充滿活力的光芒：當靈擺搖盪或旋轉時，想像這充滿活力的光芒越變越明亮，同時開始切除任何不需要的能量束。

4. 從你的頭頂開始：當靈擺開始像鐘擺般擺盪時，讓它距離你的身體幾公分遠，或是把它高舉過頭。接著慢慢降低靈擺，讓它同時間切除繫帶（你也可以憑直覺從恥骨附近開始，把靈擺由下往上帶，不一定都要由上往下進行）。

5. 讓它自己停止：不要擔心靈擺的擺動速度，就讓以它自己的速度進行，甚至有時候你會覺得它似乎有自己的想法。這是很棒的事！就讓靈擺自行停止移動，放手讓它完成這個儀式。等靈擺停止移動，就代表繫帶已經被切除了。

清理法5：紫色火焰、金黃色光

這是我最喜歡的方法，因為既簡單又優雅，我也不需要去一一找出自己要切除的負面能量束。這個轉化火焰能量的淨化法，只會清理掉那些不需要的能量束。

我第一次見識到紫色火焰的威力是幾十年前的事了。我從房間走進家裡的客廳，忍不住停下腳步，因為客廳感覺起來完全不同，似乎瞬間活了起來，充滿活力！我問了從南非前來拜訪的朋友里奈特：「客廳是怎麼回事?!」

她害羞地說她用紫色火焰淨化了客廳。「我希望你不會介意我這麼做。」

「當然不介意！這實在是太棒了，房間裡那種光亮的感覺很明顯有感啊！我想跟你學！」

里奈特解釋道，紫色火焰不但能將負能量轉化為正能量、釋放能量束、清理業力、提升頻率、加速靈性成長，而且還可以提供保護屏障。紫色在可見光譜中是頻率最高的顏色（如果你仔細看彩虹，會在彩虹末端看到一點）。有很多的靈性導師在他們的冥想中，都會使用紫色來做清理。

我從那時開始使用紫色火焰，發現真的效果顯著。只要簡單把紫色觀想成火焰，同時帶著專注的意圖，就可以啟動紫色火焰的淨化特質。使用這個有力的方法來釋放不健康的能量束，請參考後面的步驟。操作這個清理法的時候，可以考慮播放舒伯特的聖母頌（Ave Maria）當背景音樂，因為這首曲子有助於啟動紫色火焰。

紫色火焰可消融繫帶

1. 淨化：請先洗個澡，確定全身都已擦洗過，並用冷水沖淨；或是先泡個鹽浴，再用冷水沖淨。接著穿上乾淨的淺色衣物。

2. 點蠟燭：當火柴的火焰接觸到燭芯的剎那，神聖的時刻即已展開。在那一瞬間，請把意識聚焦在「清理能量束」這個意圖上。

3. 放鬆：做幾個深呼吸，允許身體進入放鬆的狀態。

4. 把意識放到你的心輪：想像你的胸口正中央有一小團紫色的火焰（有些人喜歡從第三眼的區域開始，功效是一樣的）。把注意力放在這團紫色火焰上，它變得越來越大，也越來越明亮。看著它起伏、跳動和閃爍，直到你的整個身體被它包覆起來。

5.大聲肯定：請求紫色火焰的更高能量通過你，並肯定地說：「我與紫色火焰合一。紫色火焰流過我，並存於我的內在，所有不需要的存在正在融解並轉化為更高的頻率。誠心所願，也如我所願。」

6.完成儀式：整個儀式完成時你會知道，因為當你的頻率調整好後，紫色火焰的火光、劈啪聲和起伏會逐漸減緩，最後會像修道院中的一盞燭光般寧靜，而非陣風中的竄長火焰。

金黃色光融解繫帶

另一個我也很喜愛的清理法是冥想金黃色光，不過，同時也需要透過高我與高我之間的對話來完成。前三個步驟：淨化、點蠟燭、放鬆進入冥想狀態，都和紫色火焰法一樣，從第四個步驟開始有所不同：

4.與高我連結：在冥想中，想像那位你想脫離的人的高我。請把對方看作是完美無瑕的。雖然很有挑戰性，但是請觀想此人處於最自然的狀態，不帶恐懼、憤怒、憎恨、控制問題，和／或操控行為；想像這個人是健康、完整以及充滿光的。

如果這樣做對你有困難，那麼請想像假如他們的生活情況有所不同，他們可能會變得如何。請記住一點，幾乎所有惡劣的行為都是出於恐懼，如果他們有不同的生命經驗、不同的過往，以及不同的成長環境，他們可能會是身心平衡且親切仁慈的，不會基於恐懼或無知而做出惡劣行為。你也可以觀想對方是單純、喜悅的孩子（如果這樣可以讓你更容易正向看待他們的話）。

5. 分享與傾聽：想像他們的高我就站在你面前，接著告訴對方你對這段關係的感受，以及你因彼此之間發生的事件感到痛苦。請誠實地打從心底說出真實的感受，**然後花些時間聆聽他們的高我所要說的話**。有可能是道歉、解釋，或是分享受到的傷害和痛苦，無論如何，請讓他們有機會公開且自由地分享。請你以開放的心胸傾聽，而不是試圖為自己辯護，或告訴他們為什麼他們錯了。只要單純地傾聽就好。

6. 寬恕：寬恕對方的行為不是必要的（因為有些行為是難以寬恕的），但是寬恕對方是有可能的。請記住，寬恕一個人並不等於縱容對方的行為。問問自己是否願意原諒站在你面前的這個人，如果你能寬恕的話，會比較容易釋放負面能量束。如果你無法寬恕，並且繼續讓自己充滿憎恨、苦澀或憤怒，那麼能量束就會緊緊抓住你。

如果你還無法原諒對方，那麼就原諒自己的不寬容吧，這會是個很棒的第一步。

7. 觀察能量束：看一下你和對方之間是透過什麼樣的能量束連結起來的？是否有些看起來很健康，有些則死氣沉沉呢（如前所述，如果你願意的話，你可以釋放不健康的連結，保住充滿活力的連結）？

8. 祈求金黃色光：接著透過祈禱詞喚請金黃色光前來。

我喚請聖靈的金黃色光前來。
我帶著感恩之心，請求這道光除去所有不需要的存在，
並淨化以及在未來幾個月中保護我。
賜福，賜福，賜福。

想像雙手之間有一顆從活力和溫暖之中誕生的金黃色光球，這就是神性之光。把這道光高舉過頭，然後慢慢地帶往身體，你可能會注意到有金黃色光從手中流出，這時可多留意脈輪區域的感受。請注意，當這道光流過能量束時，不僅會消融不健康的能量束，還會

淨化和強化健康的能量束。

你的整個身體都隨著璀璨的光芒脈動與閃耀。這道強烈、無所不在的光正在療癒你、保護你，並消融所有不需要的存在。然後把光球帶到你的身體上，將接地能量注入金場，最後將光球朝天空高舉，讓它向上漂浮並離開。

9. 獻上感恩：為這一切獻上感恩與祝福。感恩有助於封住能量束的斷口，並防止新的能量束連結。

清理法6：用羽毛清理繫帶

自人類有史以來，羽毛一直是薩滿和各地原住民舉行祭典和儀式時喜歡使用的工具。在許多部落傳統中，鳥類被認為是穿梭於精神界和物質界的使者，因此牠們的羽毛被視為這兩個世界之間的通道。此外，羽毛的羽莖是一根開放的管子，許多文化認為它是祈禱和能量的通道。羽毛被認為是與靈界使者或超自然存有溝通的途徑。

在原住民文化中，羽毛有各式各樣的用途。舉例來說，有些羽毛會用於治療、跳舞、漁獵豐收、淨化、保護房屋以及祈雨等。另外還有友誼羽毛（獻給你的導師、朋友或任何你尊重的人）、答覆羽毛（握住它以接收問題的答案）和煙薰羽毛（用於清理空間）。羽毛也用來表彰勇敢的行為或成就，也能拿來切除或清理能量束。

由於羽毛能夠精巧地調節精細的能量，因此適用於清除能量的每個階段，從初始的評估到切除繫帶都可以。羽毛也能讓你進入以前可能無法到達的覺知層級，如果你的意圖明確又專注，一根羽毛就可立即切除任何無益的能量束。

想使用羽毛來淨化能量，並剪掉附著在身上的負面能量束，你需要花點時間與羽毛的能量產生深度連結。把它握在你的心臟旁邊，想像自己和羽毛的能量融合，以及與那隻鳥（羽毛的來源）的鳥靈融合。當你與鳥靈合一時，你們將會一塊合作釋放能量束。

請先從短暫的輕彈動作開始，用羽毛把整個身體從頭到腳輕彈過一遍。想像羽毛有著「以太刀」一般鋒利的切割能力。如果你碰到一個感覺黏稠或沉重的區域，這可能代表那裡的能量卡住或停滯不前。請在這個區域和你的羽毛一塊努力，做出短暫、快速的切割動作來消除負面能量。

當你感覺到能量開始轉變，並感知到有股繫帶已被切除，就可以把輕彈羽毛的動作改為長而順滑的撫觸。這個動作能夠緩和與平復切除繫帶後所產生的不穩定能量。用羽毛完成繫帶切除後，務必記得淨化它們，把羽毛揮過燃燒的鼠尾草、雪松或杜松所產生的煙霧，即可達成淨化。

如何選擇你的羽毛：每根羽毛都有不同的能量。最好的羽毛，就是那些從天而降，「選中」你的羽毛。如果有從事美洲原住民「療癒醫藥」（medicine）的朋友送你羽毛作為贈禮，這根羽毛會有很大的功效。當然你也可以用買的，通常工藝品店以及一些釣具店都有在販售羽毛。此外，帕瓦儀式（北美印第安人為議事、祈神或慶祝舉行的祈禱會或討論會）中的攤販們也經常會販售羽毛和羽毛扇。

然而，千萬不要隨便抓一根羽毛就覺得「這根就行了」。想在商店或攤位找到最合適的羽毛，你要先非常放鬆，讓眼皮稍微闔上，然後呼喚或請求「你的羽毛」出現在你眼前。接著你會看到某根羽毛似乎比其他羽毛都要耀眼明亮，這就是「你的羽毛」的徵兆。

羽毛的照護：尊敬你的羽毛能夠提升淨化的效率。你需要把它們放在一個特別的地方，並且偶爾撒一些玉米粉「餵養」它們，然後再把玉米粉抖掉。這是象徵性地餵養了鳥靈，並補充羽毛的能量。

許多鳥類身上會有蟎蟲，如果羽毛未經處理，這些蟎蟲最終會啃食掉你的羽毛，破壞它們的美麗和實用性。將羽毛存放在雪松、鼠尾草、硼砂或煙草中，可以防止這種狀況出現。

用來切除繫帶的羽毛形式：使用於切除繫帶的羽毛有三種形式：單根羽毛、羽毛扇和翅膀。你可以使用未經裝飾的單根羽毛，也可以用皮革或布條包裹羽莖末端，包裹的皮革或布條也可以再加上珠子當裝飾。

另外一種選擇是使用羽毛扇，羽毛扇通常是將幾根羽毛湊在一起，再用皮革或木頭底座予以固定。翅膀和羽毛扇有比較大的面積可以移除能量，然而相較於單根羽毛則比較難控制。

清理法7：煙薰

一股細緻的煙霧裊裊地穿越靜止的空氣向上捲曲，在儀式、淨化和通靈中喚起強大又立即的連結。幾千年來，世界各地的人類都會燃燒香料植物、香木、樹脂和其他芳香物質，以此作為引導祈禱、願望和夢境到靈界的方式，同時也用來淨化生活空間和人。

煙霧可用於淨化亦可用於傳輸。它能將平凡之物變得神聖，能直接和我們最強大且最重要的感官之一「嗅覺」對話。嗅覺與我們埋藏的記憶、情感和感知等整體相關的感覺連結著，這種連結讓煙霧可以有力且立即地改變能量。人類也相信祈禱可以透過煙霧直達天聽，而造物主的祝福也可以隨著煙霧降臨。

在薩滿傳統中，燃燒藥草可用來清理人和地方場所的負能量，這個方法稱為「煙薰」。過去我曾在非洲與祖魯族人共處，他們會用燃燒的藥草來淨化任何剛出獄或是剛從戰場回來的人。他們相信，這些不祥之地的能量會附著在這些返家的人身上，還可能會連帶影響家庭成員（亦即，歸來的人身上與這些地方的人事物有著深厚的負面能量連結），因此，祖魯族人會燃燒藥草來淨化並釋放那些能量束。

在其他我拜訪過的原始文化中，大部分都相信燃燒特殊藥草所產生的煙霧，可以釋放繫帶以及清理負面能量。一位巴西的薩滿也跟我提過，他們會燃燒藥草來清理一些地方的負能量。他們會讓燃燒的煙霧充滿整個房間，而且要濃到令人視線模糊的程度，接著再打開一扇窗戶來釋放所有的「壞」能量。

用於煙薰的鼠尾草和雪松：鼠尾草是清除能量最有效的香料植物之一。過去傳統上是平原印第安人在使用，近年來鼠尾草因為卓越的清理和淨化能力，而深受大眾歡迎。由於效果立即可見，因此是釋放負能量束一個不錯的選擇。鼠尾草煙霧特有的刺鼻氣味，非常適合消除沉重或停滯的能量，並釋放暗黑、黏稠的能量束。我的族人切羅基人（北美印第安人的一族）和其他一些部落、傳統文化都會使用雪松來達到同樣的目的。儘管不同的地區會運用不同種類的藥草，但你的使用意圖和祈禱會比藥草種類更為重要。

用煙霧「清洗」你的金場

你可以透過以下方法來淨化你的金場，並釋放負面能量束。

1. 把燃燒中的藥草或薰香放到碗裡，再把碗放置於桌面上，接著雙手手掌合攏成碗狀，將煙霧牽引到你的身上。
2. 用煙霧淨化頭部，並說：「我的想法是純潔的。」
3. 用煙霧淨化你的眼睛，並說：「我能看到真相。」
4. 用煙霧淨化你的耳朵，並說：「我能聽到真相。」
5. 用煙霧淨化你的喉嚨，並說：「我能說出真相。」
6. 用煙霧淨化你的心，並說：「我的心是開放且清晰的。」
7. 用煙霧由上往下淨化你的整個身體，並說：「我的身體是強壯的。」
8. 將煙霧牽引到每個脈輪上，過程中請抱持著釋放無益能量束的意圖。

當你把煙霧牽引過自己的身體時，把心思聚焦在清理的意圖上。明瞭煙霧正在清理干擾和負面存在，讓你的身心對於即將進行的能量術切除做好準備。在進行切除儀式之前，這是用來淨化氣場的最佳方法，甚至還可以移除比較小的附著物。

煙薰捆：煙薰捆是將乾燥的香料植物聚集在一起，然後用繩子緊緊地捆在一起，傳統上是藉著燃燒後產生的煙霧進行煙薰淨化。你要先點燃乾燥的煙薰捆，接著熄滅它，讓悶燒的藥草散發出刺鼻的煙霧（請注意以下關於燃燒藥草的注意事項）。

使用煙薰捆進行煙薰淨化，是最簡單常用的方法之一。你可以製作自己的藥草包、網購或在商店購買。鼠尾草一般來說是最常用於煙薰的藥草，但是其他藥草也同樣有效。

煙薰捆所產生的煙霧可即刻創造巨大的能量轉換，當你想要轉換整個能量場時，這也是絕佳的方法之一。煙薰你的身體並帶著釋放負面能量束的意圖，將燃燒中的藥草放在充滿沙子的容器裡（避免容器過熱），然後將合攏成碗狀的雙手放在煙霧中，牽引煙霧洗滌整個身體。

同時使用羽毛和煙霧來清理

另一個清理繫帶的強效方法是結合羽毛和煙霧。這兩個元素結合在一起，能夠創造空氣和火的煉金術，對於切除能量束和淨化能量是非常有力量的方法。羽毛自然調頻的力量，結合燃燒藥草的淨化與靈性的屬性，便能創造出極為神聖的空間和療癒。

請用你的非慣用手握住一碗盛著正在燃燒著的藥草（或是薰香或是鼠尾草捆）。你也可以使用鮑魚貝殼來盛裝，但是找個深一點的碗是比較實際且方便的替代方法。請確認這個貝殼或碗夠深，不會有火花或燃燒的葉片從裡面飄出，掉到房間裡面。你也必須在碗裡放入夠多的沙子、鹽或土壤來隔絕藥草燃燒的熱度，你的手才不會被燙傷。

接著用慣用手拿著羽毛，每當你切除繫帶，就把煙霧搧到身上；羽毛清理法請參閱第一六九頁。

每次燃燒藥草都要特別留意不要燒傷自己或引起火災。另外，要注意別讓燃燒的餘燼掉到地毯、家具或衣物上。你可以在藥草碗底下放置鮑魚貝殼或防火的碟子來承接飄散的火花。等煙薰儀式結束，就用水澆熄藥草捆或是把它放置在安全的地方（例如水槽）幾個小時，以確保它完全熄滅。

絕對不可放著燃燒的藥草不管，儀式一結束要用水確實、完全地澆熄。很多人常犯一個錯誤，就是自以為煙薰捆已完全熄滅了，結果外出一段時間返家後，驚訝地發現它又開始悶燒了。

清理法８：鹽

鹽在任何能量束釋放法都能提供強而有力的幫助，而且非常有效。放眼世界各地，鹽自古以來就被公認為是絕佳的淨化工具，海鹽和岩鹽都非常適用於清理。儘管兩者的整體效果是相同的，但還是存在著細微的差異：海鹽帶來水與海洋的能量，因此對於淨化用來進行情緒療癒的空間非常有效；岩鹽來自土壤，與大自然關係緊密，因此有助於平衡和整合。

要使用鹽來釋放能量束，請先在淋浴或泡澡時用鹽擦洗身體，並專注想著鹽粒正在刷洗掉並釋放那些不需要的能量束，記得洗完要再用冷水沖淨身體。你也可以直接泡個鹽水浴。

在進行其他的能量束切除法之前（像是刀子法或金黃色光），先拿裝有食鹽的新容器在切除法準備進行的房間四周撒一些鹽，請特別注意角落，因為那是停滯不前的能量最喜歡聚集的地方。在執行切除儀式時，你也可以站在用鹽畫成的圓圈裡；等切除結束後，請立刻把鹽掃乾淨並丟棄（你可以倒在水槽裡）。

如果你人在戶外，可以用愛普森鹽來取代食鹽。一般的食鹽不利於植物生長，但是愛普森鹽是不同的礦物質（硫酸鎂）且不會傷害植物，同時也具有很棒的清理特性。

等用了鹽潔淨法之後，請好好地洗個冷水澡。冰冷的水可以清除能量場中剩餘的任何黑暗能量，記得一定要讓冷水沖洗過你的頭頂，只需要幾分鐘就能清除不需要的能量。如果你無法淋浴，請改用冷水清洗手肘以下的部位，然後在擦乾雙手前，將手上的水從頭頂猛烈地甩掉。

另一個方法是，你在清理完成後，於浴缸的水中加入幾杯愛普森鹽（或採一比一的比例混合食鹽和小蘇打），並泡澡至少二十分鐘。你可以添加一些精油，像松樹或冷杉這類常綠植物可供清潔和淨化。雖然柑橘和桉樹油也可以淨化，但是加在泡澡水裡可能會對某些人產生刺激，因此我不建議採用這兩種精油。等你泡完離開浴缸，你的能量場會變得更乾淨。此外，愛普森鹽中的鎂可以透過皮膚吸收進身體裡，有助於你放鬆。

清理法9：瀑布沖刷

這是一種非常有效且簡單的方法。如果你沒有時間進行密集的清理，這個方法就很有用，你可以直接在停車場或公共廁所操作。比方說，你在擁擠的購物中心購物時，突然覺得自己的能量疲弱不振，就能到最近的洗手間執行這個清理法。

首先快速掃描一下，看看有哪些繫帶從你身上流出。請保持不批判的態度去注意或察覺它們，然後用雙手快速且強而有力地掃過你身體的前方和側邊。

每一次做大力揮掃的動作時，都大聲、有力地發出「噓」的聲音，一次又一次地重複，同時觀想能量束受到釋放，並想像自己站在一個清新有活力的瀑布下，這些能量束都被沖走了。

你不一定非要躲在隱密的地方進行這個清理法。我就曾經在劇院的大廳裡做過這個清理。儘管路人用奇怪的眼光看著我，但是我不在意，因為我後來感覺好多了。

清理法10：火呼吸法

還有一種強大的清理法是利用你的呼吸。你可以先做幾個深長且完整的深呼吸，讓自己回到中心。想像自己每次吸氣，都吸進生命能，每次吐氣，都釋放出所有不需要的東西，然後逐漸加快呼吸節奏，直到呼吸變得非常快速。一旦你感知到停滯的能量束已經被釋放了，就可以使用長長的吐氣來撫平和鞏固自己的能量。你的雙手也可以跟隨著呼吸所產生的空氣流動來回移動，好提升清理的效果。以下是實施步驟：

1.以雙腳之間隔至少一個腳掌的寬度站好，身體緩緩地前後左右擺動，直到找到自己的重心為止。

2.身體放鬆，微微屈膝（換句換說，不要鎖住你的膝蓋）。兩手輕鬆地垂放在身體兩側。

3.做幾個深長而完整的呼吸，並從鼻子大聲吐氣（開始之前你可能需要先擤擤鼻子）。

4.專注想著你打算釋放的人、事、物，一邊吸進生命能，接著在吐氣時，釋放所有不需要的人、事、物。

5.慢慢加快呼吸速度直到非常快速。如果你覺得頭暈，就減慢速度直到你覺得症狀緩和為止，然後再次上緊發條加快呼吸（這個方法不建議高血壓患者或是青光眼患者使用）。當你使用這個呼吸法時，會發現有些能量束脫離了。

6.準備結束這個程序時，減緩你的呼吸速度，並做幾個深長而完整的呼吸。這時你應該會感覺到自己變得輕盈、明亮，如果查看自己身上的能量束時，應該都是豐盈、明亮且光彩照人的模樣。

清理法11：鐘

我也很喜歡利用物品的聲音（像是鐘、頌缽和鑼）來進行清理。聲音可以浸透空間中的分子，或是穿透分子與分子之間的空間，而鐘聲具有粉碎負能量和停滯能量束的能力。鐘的音調可以促進能量的流動，並恢復能量振動的平衡。即使我們認為聲音已經消散，聲波所形成的同心圓其實仍持續產生共鳴。此外，聲音會以一種神祕的方式判斷你身上哪一股能量束需要被剔除。

縱觀歷史，鐘往往與神祕主義有關。古代的金屬工匠們認為，在鐘的製作過程中可以實現一種煉金術。在某些文化中，鐘是由不同的金屬所製成，使用的每種金屬被認為是帶有不同的行星能量（這個想法最早是由亞里斯多德所提出）。當人們敲響這樣的鐘時，他們相信能夠產生將居住空間的能量和宇宙調和一致的力量。

鐵是鏽紅色，並在古代戰爭中佔有重要地位，因此象徵火星。鉛沉重、遲鈍，象徵土星。水銀由於移動速度快，被視為水星的象徵。銀代表月亮，而太陽是黃金。神聖羅馬帝國的皇帝魯道夫二世，曾下令用這些金屬和其他材料製成一口鐘，認為可以激發出龐大的能量。

在一些傳統文化中，認為金屬鐘的響聲可以驅除有害的靈體和負面能量。希伯來人的拉比（猶太人的特別階層，主要為有學問的學者，是老師，也是智者的象徵）在進入寺廟最神聖的區域之前會敲響鐘，以遏止負面能量接近。中世紀的歐洲，每當教堂的鐘聲響起，不僅是在提醒信徒該去做禮拜，同時也是在驅散黑暗勢力。不只有歐洲，鐘也被廣泛地運用於日本、中國、西藏、印度尼西亞、印度和中東的寺廟、修道院和儀式中。在佛教文化裡，鐘聲是給佛陀的獻禮，而埃及的古墓壁畫顯示，古埃及的祭司會利用敲鐘賜福並消除暗沉的能量。

如何利用鐘來釋放能量束：

1. 首先，把鐘靠近你的心。用愛填滿它，並想像你的愛以螺旋的方式在碗狀的鐘身內部轉動著。

2.把鐘拿開到距離身體約莫幾公分遠的地方，請與你的太陽神經叢保持平行。

3.敲響鐘。如果鐘錘（也稱為鐘舌）開始旋轉，通常表示能量不平衡。但是，不用擔心，你就持續敲鐘，直到鐘聲變得清澈響亮。

4.最後，讓鐘與恥骨平行（靠近你的海底輪），然後慢慢地把鐘往上舉並高舉過頭，在你這麼做的同時，心中專注地想著所有無益的能量束正在融解。

峇里島鐘：鐘的形式有很多種，其中一種很特別的是峇里島鐘。它們擁有清越的音調，所以常被用來做清理。峇里島鐘之所以能夠如此不同凡響，可能是出自於製作過程，不但與月亮的陰晴圓缺同步，而且製造過程的每一個步驟都伴隨著祝福以及對神的祈禱。峇里島鐘的製造至少需要兩個月，在它製作完成的那天，會經由一場美麗的祝聖儀式將生命召喚到新鐘當中。

藏鐘：藏鐘（梵名稱為犍椎）是清理能量束的絕佳工具。雖然藏鐘源自西藏，但是自從西藏被中國接管後，西藏難民開始在北印度和尼泊爾製造這種鐘。藏鐘的每一個部分都有其象徵意義，它會帶有名為金剛橛（在宗教儀式中使用的法器）的小金屬物體，代表男性特質、力量和救贖；而鐘本身代表了女性特質、智慧和偉大的空無。將鐘和金剛橛結合在一起使用，象徵陰陽調和，可以創造出內在合一，以及有助於兩股原始生命創造力的平衡。

有時候藏鐘的表面會印上一些恐怖的臉孔，這些是神和女神的圖像，用來袪除惡魔和黑暗力量。鐘的頂端通常會有一個由八片蓮花葉所組成的曼陀羅，象徵著神的聲音。鐘底邊緣會有五十一個金剛，代表敲此藏鐘所能化解的五十一道生命挑戰。傳統上來說，喇嘛搖響藏鐘時會一面用金剛橛做手印，此舉象徵神的舞蹈。藏鐘也可當成頌缽使用，你可以用木槌在鐘口邊緣摩擦繞圈。

在這個章節中，你已經學到一些方法來解開或釋放那些損耗你的能量束。在下一章，你會學到一些保護的技巧，有助於不再接回那些負面能量束。

4

保護和屏蔽你的能量場

想像深夜時分，你身處在森林深處一幢堅固的房子裡，而屋外的暴風襲擊著樹木，帶著閃電的豪雨敲打著屋頂。屋外雷雨交加，你舒服地蹺在火爐前一把大大的椅上讀著一本好書，嘴裡啜飲著香醇的波特酒，聽著古典樂。你覺得自己很安全、很舒服地待在這個小天地裡。

這就是當你受到強大的能量場保護的模樣。不論外面發生什麼事，你都會舒服地被保護著。

能量保護是讓極為強大的能量場環繞著你，讓「你的」依然是你的，而「他們的」依然是他們的。這種屏蔽技術在世界各地的文化中已有超過數千年的歷史，在每一個原始文化中的長老、祭師、薩滿、男巫醫和女巫醫，仍維持著能量保護的重要性。

我們可以將能量場比作一個如同水晶般清澈的游泳池。如果游泳池四周沒有架設圍欄，所有的鄰居和閒雜人等都會跑進來游泳，那麼游泳池就會變得渾濁不堪。這就如同我們的能量場，如果沒有設下個人界限，我們的能量就會變得非常黯淡、死氣沉沉。

我們在生活中到處設有保護措施，舉例來說，我們有安全帶、煙霧探測器、電板蓋和護欄來保護身體安全，因此保護和看守我們的生命能量也是很合理的。

在這一章，你會學到自己什麼時候可能需要保護能量，而且是什麼樣更深層的能量在起作用，以及一些非常有效的心靈自我防衛法。首先，我們要來探討能量保護是否是個長久之計，以及為什麼。

能量保護是長久之計嗎？

能夠防護你的能量以及讓它保持強壯與清晰當然是個好主意，然而，別急著跳進來啟動防護，因為從一些靈性的理由來說，你或許「不該」這麼做。

1. 它強化了我們是彼此分離的假象： 如同之前所說過的，從靈性的角度來看，外在世界的一切都是你，所以沒有什麼是需要你隔絕開的。我們每個人都與一個充滿活力的宇宙相連結，這個宇宙與生命一起歡唱，與強韌的靈魂共振。宇宙中沒有所謂的「好」與「壞」之分。萬事萬物都相互連結，沒有什麼事物是獨自存在。當你與自己的源頭連結時，就沒有恐懼存在，也沒有必要屏蔽自己。因此，從靈性的角度來看，設立屏障會在你和世界之間形成障礙，此舉也強化了我們彼此是分離的錯覺。

2. 它會消弭同情心： 每當你設立屏障、隔絕某人，無異於在雙方之間築一道牆。舉例來說，很多人在與壽命將盡的人相處時會想要保護自己。因為臨終者的能量通常很低落，而且生命力也不斷流失，所以陪伴者擔心自己的能量也會跟著耗盡掉。但是，比起在自己的四周架設屏障，連結臨終者的靈魂反而是更好的方法。當你與某個人的靈魂（不是肉體，也不是情緒體）連結時，就只會有「愛」存在，愛不需要盾牌來屏障，每一次的靈魂相遇都是如此。

若你還不是很能理解，請想像一下你在醫院裡，就快要走向生命的盡頭了，你會希望身邊的人為了不被影響而對你進行隔絕防護嗎？很大的可能是，你也不希望別人這樣對你。你會希望他們都能看見你的光亮、你的靈魂，看見最真實的「你」……而不是你那即將死去的肉身。

有時候最重要的是放下你的恐懼，以及放下需要自我保護的感覺，並找到自己的力量、勇氣和恩典。假如你在遇到某人之後，注意到自己的能量下降，在啟動保護機制之前，請花點時間將自己調整到對方的頻率。換句話說，就是找到那個人的靈魂和愛所在之處——那個你們彼此不分離的地方。這是很神聖的。一旦你能找到那個地方，就沒有保護自己的需要與理由了。

我十七歲時被不知名的槍手開車衝撞，還身中一槍，對方甚至打算再開第二槍。那個瞬間，我直直看進槍手的雙眼，怪的是我竟然不害怕，而是看見了他的靈魂並對他深感同情。當時我們就是在那個「彼此不分離」的聖域連結上了，那是神聖的一刻，我到現在依然對於這件事感到驚訝和敬畏。

對方原本似乎鐵了心要再開第二槍，卻遲遲無法下手，當他拿槍瞄準我時，整隻手臂都在抖動，彷彿內心正在掙扎。隨後他轉身回到車上，驅車離去。這場「相遇」似乎消融了我們之間的藩籬——甚至深入他的靈魂——改變了一切。

在那個「應該」保護自己的時刻，我並沒有卯盡全力自我保護，雖然看起來有些愚蠢，但這反倒救了我一命。

3.強化自己是「生命的受害者」的想法：不斷保護自己，可能會強化自己是生命受害者的想法，因為此舉鞏固了「他人可以傷害你或耗損你」的信念。一個不停想要保護自己能量的人，似乎在自我催眠說：「我就是那種需要保護的人，因為外在世界有很多東西可以傷害我。」

這會成為一種自我實現的預言。換句話說，你越是保護自己，就越會吸引那些需要讓你做自我保護的人、事、地、物。這會讓你覺得是被動受到命運擺佈，而不是主動掌握自己的命運。

基於這三個理由，我們或許不需要進行能量保護，而且保護自己的能量場也不是一件可以隨便對待的事情。就我個人而言，我很少自我防護，但是我們確實會遇到需要保護能量場的時候。舉例來說，每當我因為恐懼而忘記自己是誰的時候，我就會採取保護措施。夜晚時分，我如果獨自走在城鎮裡某個不熟悉的地區，一旦我感到害怕就會立刻架設防禦性的能量盔甲罩住全身。或者和一個極為強勢的人說話時，我只要一感覺自己的能量正直線下降，也會立刻在身上設下保護罩。我不會猶豫，而你也不應該猶豫，如果你覺得需要在自身周圍放置防護罩時，做就對了。

當你決定設立屏障保護自己時，請不要自我批判。我們有時會感到自己的靈性飛漲，有時也會覺得自己不過是一介凡人，能夠尊重自己擁有這兩種狀態是很重要的。我要再次強調，只要你感覺到脆弱，覺得需要自我保護，那就毫不猶豫地去做。

通常在你精力充沛時和其他人相處，一切都會很平順。但是，如果有天你的能量停滯，可能會被周圍的負面能量影響，並感到疲憊不堪，這很有可能是因為你接收了他人的能量。

這並不代表他們是壞人，只是你們雙方的能量不太對盤而已（也可能發生相反的情況，也就是當你與頻率相匹配的人在一起時，能量會提升並且變得閃閃發亮）。我建議，每當你感覺需要保護能量場時，可以靜心自問：「這符合我的最高福祉嗎？」如果是的話，就進行該做的措施。

這是我的還是其他人的？

每當我們與其他人在一起時，能量場就會受到影響，能量可能會上升、下降，有時則會保持中立。然而，我們通常很難分辨哪些能量是自己的，哪些又是別人的。

如果你原本心情愉悅，結果一走近某人，你的能量卻下降了，可能是因為吸收了對方潛在的情緒。如果一遠離他們，你的能量又上升了，這就證明你的能量受到他人影響。

年輕時我曾是專業的指壓按摩師。我注意到有時療程前明明心情愉悅，但是一把手放在客戶身上，自己的情緒狀態就瞬間轉變。那一剎那，我的情緒可能會從快樂轉變為焦慮、憤怒或沮喪。當時我誤以為這些情緒都是自己的，還會想辦法從生活中找出合理的解釋。

某個溫暖的春天早晨，索爾來到我的指壓工作室。原本我正為窗外綻放的水仙花感到歡欣鼓舞，但是當我把手放在索爾的背上時，整個人突然陷入了一股黑暗的憂鬱，感覺起來就像我本來待在一個明亮的房間，突然有人把燈給關了。我對自己做了掃描，想看看是什麼情況引起這種突然的憂鬱感：是不是我和先生之間有我不知道的問題？還是我童年時期的哪個問題造成的？

結果我一把手從索爾身上移開，那股憂鬱就消失了。療程結束後我與索爾談話，他告訴我他剛失去工作，覺得非常憂鬱和不安。我這時才明白，這些突如其來的情緒轉變都是客戶的情緒！後來為了加以驗證，按摩時我會詢問客戶的感受，他們的回答幾乎都可證實他們是這些情緒的來源。

能夠感受到他人的情緒和思想並不罕見。如果你注意到自己在特定的人身邊或待在特定的地點時能量會下降，那麼你所感覺到的可能就不是你的能量。你是否有以下經驗：

- 走進擁擠的購物中心之後，感到精疲力竭。
- 與難以相處的同事工作了一天，結束後感到自己快被榨乾了。
- 傾聽某人的問題後，感到能量耗損。
- 站在陌生人旁邊（可能是在店裡排隊）忽然感到煩躁。
- 突然間，肚子莫名其妙感受到像刀刺的刺痛感。
- 參訪醫院、養老院或監獄後，感到能量耗損。
- 和別人坐在候診室、聚會或餐廳，之後出現不明的情緒（你甚至可能會吸收到廚師的情緒）。

- 感覺好像有人扔了一塊沉重的毯子到你身上。
- 在聚會上喝了幾杯後，注意到似乎有不同的人在晃動你的能量場。
- 當朋友、熟人或家人在與你談話時，有種窒息感。

這些症狀通常表示，你正以一種對自身無益的方式，撿拾或吸收他人的能量。有些影響雖然看不見，但是仍然會影響你的能量。有些地方則會留下過去事件所剩餘的能量，比方說，你是否曾走進發生過爭吵的房間，而房間的氛圍感覺起來很沉重？這就是一種殘餘的能量。有些地方則留有過去居住者（或是在那裡死亡之人）的能量，這也會降低你的能量。

有無數可見和不可見的力量使你的能量場失去平衡。當你吸收到無益的能量時，保護自己會是個不錯的對策。如果某人有意識地（或潛意識地）將負能量導向你時，更是最好保護你自己。接下來我們要談的就是所謂的精神攻擊。

精神攻擊

世界各地的文化都有精神攻擊的記載，這類攻擊既可以強大到讓人完全陷入混亂，也可能相當微小。有可能發生精神攻擊已經存在很長一段時間，但是我們都沒有察覺到。這有點像地心引力，它不斷施加壓力在我們身上，但是我們對地心引力已習以為常，所以沒有什麼特別的感覺。只有當它停止時，你才會意識到它的存在。

舉個例子來說，如果使用精神攻擊的人過世了，或是你進行了釋放儀式，你才有可能會感覺到能量的轉變。持續性的精神攻擊不斷發出嗡嗡聲（例如：來自心懷不滿的家庭成員，可能就是你生活中的一部分），你卻一直沒有察覺它的存在，一旦被釋放，你就會感覺到身體輕飄飄的。有時候精神攻擊是蓄意的，但大多數的時候都是來自潛意識。

潛意識的精神攻擊

有些人可能會潛意識地將負面想法集中在你身上來進行攻擊。大多數的潛意識精神攻擊之所以發生，是因為有人在生你的氣。他們生氣地想著你，結果你便開始頭疼。他們沒有意識到自己正在傷害你，這只是他們焦慮下的副產品，但是，這只會發生在你們之間有著能量束連結。這一類的精神攻擊幾乎都來自你認識的人，也就是那些已經有能量連結的人。偶爾攻擊者是你不認識的人，但是這種情況極為罕見。

潛意識精神攻擊會以多種方式彰顯出來，你可能因胃痛而醒來，或是沒來由地感到心煩意亂。這些症狀源頭可能是你自己，也可能是你成了他人精神攻擊的目標。你自己甚至也可能在無意間向其他人發送了潛意識的精神攻擊。

我年輕時曾和一位我認為非常不講理的老闆共事。有天他指控我做了一些我沒做過的事，我很沮喪，但又不可能老實告訴他我有多痛苦，所以就沒有針對此事再多說什麼，整天壓抑著自己的情緒。然而，那天晚上回家後，我的情緒炸鍋了。

我怒吼道：「他媽的！真希望有一台蒸氣壓路機從他身上輾過去！」我甚至想像他的身體被輾過後，變成卡通般薄薄的紙片人。我當然不希望他受到傷害，但是在那個當下，想像他一遍又一遍被輾成紙片人，確實讓我氣消了不少。通常當一個人的情緒受到壓抑時，他們的思想形態就會變得更加強大。事後也確實產生了一些後果，我想當時的我必定有著非常專注且強烈的想法。

隔天我去上班的時候，老闆看起來糟透了。我問說：「你還好嗎？」他回答道：「不知道怎麼回事，今天早上起床時**我覺得自己好像被蒸氣壓路機輾過**。」

我震驚萬分而且覺得糟透了。我不是故意要傷害他，但顯然我在無意識中傳給他有害的能量了，而這就是一種精神攻擊。這是對能量的誤用，即使我並不是有意識地知道自己在做什麼，但我發誓再也不會那樣做了，後來就算遇到讓我真正動怒的情況也不曾做過。

然而，我確實有幾次興起這個念頭，特別是如果我關心的人受到了虐待。但是到目前為止我都信守了誓言，因為我知道精神攻擊可以多麼強大。

如果你擁有的個人能力和內在力量越強大，就越不可能會將憤怒發洩到他人身上。會發送潛意識負面思想的人，通常是感到權力被剝奪，或自認是生命受害者的人，因為他們缺乏個人力量。當你有能力為自己發聲，就越不可能把怒氣的矛頭指向另一個人。如果我當時能夠告訴老闆我有憤怒，並冷靜地告訴他原因，我的情緒就不會因為受到壓抑，進而爆發成精神攻擊。

如果你沾沾自喜地認為從來不曾向某人發送過潛意識的精神攻擊，不妨問問自己是否曾經在生氣時，因為以下情況而向某個人發出了惡意的想法……

- 有人在車陣裡危險行車？
- 有人搶你停車位？
- 有人排隊時在你前面強行插隊？
- 有人在電話中對你無禮？

如果你的回答是肯定的，那麼有可能潛意識地傳遞負能量給某些人了。請不要因此而感到內疚，我們都做過同樣的事，能夠原諒自己是很重要的。如果你驚覺自己正在做這件事，請立刻停止，因為精神攻擊遲早會以其他形式回到你身邊。在本章後面，你將學習如何擊退精神攻擊，以及如何阻止負面能量回到你身上。

刻意製造精神攻擊

在極少數的情況下，有些人會有意識地送出負面能量。如果遇到這種情況，你可能會發現自己很難集中精神。在過去，這些消極的思想被稱為詛咒、法術、黑魔法或指骨頭（透過儀式將骨頭指向某個人來詛咒他，後來引申為預測某人或某事的毀滅、垮台或失敗，或者是對某人施以責備或誹謗）等等。

當某人正在經歷強烈的情緒，並將這些感受以一種像雷射般集中的強度導引到另一個人身上時，就會產生所謂的精神攻擊，但是有方法可以抵禦。要是你受到刻意攻擊，只要你的能量夠強大，就沒有任何東西能夠傷害你，甚至不知道自己受到攻擊。因為你跟精神攻擊會在不同的頻率上，就像你調到古典音樂頻道，這時即使隔壁頻道正在播放咆哮聲，你都聽不到。

然而，一旦你感到疲倦、身體不好、酗酒、吸毒，或正在經歷情緒劇變，你的能量場可能會變得比較薄弱，此時的精神攻擊可能就會對你造成毀滅性的影響。

有次在澳洲，一位原住民朋友告訴我一些氏族成員正在針對一位暢銷作家進行「指骨頭」儀式，因為她聲稱那本以原住民為主題的暢銷書是真實故事，實際上並不然。我沒有權利對此採取任何行動，所以只能為牽涉其中的雙方祈禱。儀式完成後不久，作家的兒子就發生了嚴重的車禍，所幸最後平安無事。那位作者從來不知道「指骨頭」儀式，儘管如此，儀式似乎也大大地影響了她的生活（她的書起初是列為非小說類書籍，後來重新被列為小說類）。

「指骨頭」一詞是指原住民拿著骨頭，然後將它指向他們想要傷害的人的方向，是一種精神攻擊。在過去，這是很嚴重的攻擊，部落中的受害者常常會無來由地橫死，找不出任何身體上的原因。

精神攻擊在我的生命中發生了幾次，還是有意識的精神攻擊。這些經歷常出乎意料地發生，並且可能非常具有挑戰性，因為通常你不會知道攻擊來自哪裡。

有次，一位參加工作坊的女士跑來提議我們應該要一起授課，因為對她的事業有所幫助。我跟她並不認識，只知道她曾參加過幾場活動，因此禮貌地回答說，我都是一個人教學，而且沒有共同教學的計劃。她堅持認為業力暗示我們要一起教學，還說她看見自己未來會在世界各地教導數千人的團體……而我就是幫助她達成夢想的人。我不想漠視任何一個人的夢想，但我知道自己不是那個能為她做這件事的人，所以還是委婉地拒絕，她好像也明白了，然後我就把這件事給全忘了。

一個星期後，我突然三不五時覺得自己無法呼吸，有時也會覺得胸口出現激烈的收縮感，這些狀況不斷地發生，而且都很突然。我的健康狀況良好，所以不知道自己為什麼會這樣，於是進行了深度冥想。我看到胸口纏繞了密密麻麻的厚重黑色能量束，他們壓迫著我的肋骨，難怪我會覺得呼吸困難！

接著一個女人的臉孔忽然浮現，她看起來像是氣得快要中風了。一看見她的臉，我就明白自己受到精神攻擊了。我很訝異竟然是她，我幾乎都快忘記之前的那段談話了。

我立刻開始移除這些十分密集、黏稠，幾乎像是焦油般的能量束。每次我一切除，能量束又會重新連結上，因此我不得不調高自己的頻率和振動，好讓它們無法繼續附著。最後終於把它們全部去除，但是在接下來的幾個月裡，每當我疲倦或者能量下降時，又會出現另一波攻擊。

我很好奇這些精神攻擊到底是不是有意的，所以進行了一些祕密調查。當我發現她接受過黑魔法訓練時，了解到這些攻擊極有可能是蓄意為之。

我能理解她為什麼會攻擊我。她因為我不認同她的想法而感到沮喪，特別是她如此深信我就是那個能讓她成名的關鍵。我不喜歡被攻擊，但我能理解那是出自更深層的動機，另外，我也意識到她有一些情緒失調的問題。走在同情的道路上，去理解別人為什麼做出這些行為是很值得的，你會更容易原諒和放下！

從業力定律的角度來看，我也對她感到同情，業力定律就是當一個人有意識地發出能量傷害另一個人時，這些傷害會加倍回到自己身上。我知道她傳送給我的東西最終還是會傷害到她自己，能量的運行**一直都是如此**。不管是不是立即發生，發出精神攻擊的人一定會逐漸衰弱，甚至衰弱到無法衡量的地步，這是無法逃避的後果。

儘管報復他人或讓別人感受你所受到的傷害，當下會感覺良好，但是這只會傷害你自己。請不要這麼做！你的靈性層級越高，「回報」到你身上的速度就越快，這就是我所說的「即時業力」。我之所以要提醒這點，就是為了防止你肖想：「天啊，我真的好想整一下我的前老闆！幹嘛不發送一個小小的精神攻擊給他？」這個精神攻擊會回到你身上，請不要這樣做！

我偶爾也會覺得那個女人這樣攻擊我很不公平，我又沒有做錯任何事。但是我會自我提醒，這個攻擊之所以發生，背後必定有更深層的道理。我深入思考後，意識到自己內心潛藏著「我會接受到不公平對待」想法，這種思維模式可以追溯到我童年的經驗。

因此我了解到這次的精神攻擊就是處理這種思維的大好機會，我沒有報復，而是專注於清理這個舊思維。同時，我也豎立了堅固的能量保護盾，不停地拔除那些試圖穿過盾牌的負面能量束。最後這個攻擊停止了，我也沒再聽過她任何的消息了。

精神攻擊的症狀

接下來提到的症狀不見得都與精神攻擊有關。然而，你要是有很多符合的症狀，也沒有健康方面的問題，那麼最好檢視一下自己的能量束，看看是否遭受到精神攻擊。

- **突如其來的疼痛**：可能會在同一地點發生，或者每隔幾天在同樣的時間重複出現。這類疼痛可能來得快，去得也快。
- **疲勞和嗜睡**：你無來由地感到精疲力盡、疲憊不堪。
- **頭痛**：你常突如其來地頭痛，甚至可能是劇烈頭痛。
- **感覺身體很冷**：你感覺到一股不尋常的寒意，或者老覺得很冷，怎麼樣都無法變暖和。
- **夢魘**：晚上睡覺時會做異常恐怖的夢。通常攻擊者會出現在夢中，或者是以象徵性的形式出現。舉例來說，我的學生唐納德持續在夢中看見一頭長有又尖又長利牙的鹿，有時則看到一頭帶有邪惡紅眼的新生幼鹿。唐納德最後意識到，這可能代表一名嫉妒他的同事迪爾伯恩（Dearborn，字面上與「剛出生的鹿」相近），在耗損他的能量。他很幸運這是相當好解讀的夢境，通常這類噩夢不太容易分析和聯想。

- **感覺自己被監視**：你可能覺得身邊有人，或者可以從眼角窺見有人影，但是轉頭一看卻沒有人在。
- **思緒模糊**：你會感覺腦袋鈍鈍的，很難清楚表達自己的意思，也很難集中注意力。
- **呼吸受限**：會感覺呼吸短促或呼吸困難。你也可能覺得胸口有股壓力，好像有人坐在你身上一樣。
- **沉重、沮喪的感覺**：你對自己產生了不尋常的消極情緒，同時可能感覺胸部有壓力，呼吸困難，或者是感覺到被壓迫。
- **強烈且突然的情緒**：你會沒來由地感到沮喪，或者對一些平常不會介意的情況，突然過度反應，你會覺得這些情緒中似乎有一種急迫感。

這只是一個簡短的清單，當然，產生這些症狀的原因需要你仔細判斷。但是，如果你有這些症狀，也覺得自己可能遭受精神攻擊了，那麼通常這就是答案。

為什麼有人會對你施行精神攻擊呢？

相信某個人抱有傷害你的想法，可能有點令人害怕。第一次遭遇精神攻擊時，我也感到震驚。我自認是個善良、體貼的人，也不希望任何人受到傷害，因此無法理解為什麼會有人想要傷害我……你可以說我很天真，甚至是太天真了點。

生活的確不總是公平的，壞事有時就是會發生在好人身上，然而，我們會從每一次的經驗中學習和成長，即使是不那麼令人愉快的經歷也能讓我們學習到寶貴的一課。以下是某些人之所以攻擊你的可能原因：

嫉妒：大多數的攻擊來自嫉妒你的人。也許你在工作中取得了進步而他們卻沒有；也許你和他們理想中的對象結了婚；也許兄弟姐妹覺得父母比較疼你；抑或是他們的生活停滯不前，而你的生活卻歡樂地向前行……這個清單還可以無限延伸。

無論如何，嫉妒是精神攻擊最常見的原因。請記住攻擊者的行為是來自於恐懼（或無知）——如果有人嫉妒你，他們的內在核心可能就是害怕自己不足。了解嫉妒你的人只是出自於恐懼和不安時，能夠幫助你培養同情心。

意見分歧：攻擊也可能來自那些無法取得你認同，因而沮喪的人。舉例來說，你們之間可能出現了政治或宗教上的意見分歧。

精神疾病：精神病患者無法看清楚他們周圍的世界，可能會因為幻覺而誤以為受到冒犯，他們的潛意識攻擊可以又快又狠。我的母親被診斷為妄想型思覺失調症患者，在我還小的時候她便進出精神病院多年，她有時會很暴力，一些相關機構常會擔心我的安全。然而，我和母親之間的能量束卻非常堅固，即使我身處幾百公里之外，也能感知到她發作了，尤其是針對我的那些負面意念。這股能量非常強烈，有時候我覺得自己像是被棒球砸到頭一般（她的妄想常讓她視我為敵人，有次她認為我和尼克森總統共謀引起了水門事件。還有一次，她認為聯邦調查局正在監視我，所以便拿著「我知道我們被監視了」的標語，在我家門前來來回回地走著）。

毒癮：患有嚴重毒癮的人，不但金場會有破洞和裂痕（因此星光體生物可以趁機附著在他們身上），通常也無法清楚地理解外在世界，因此他人不具冒犯意圖的行為，對他們來說可能就是一種冒犯，所以會送出炙熱的精神攻擊給對方。

附身：附身是非常、非常罕見，但有時候還是會遇到。然而，有99.99%的機率顯示，我們所認為的附身根本就不存在，你也可能一輩子都不會碰到被附身過的人。我們通常是把心理狀況不穩定的人誤認為是被附身。

我把附身歸類為精神攻擊，是因為兩者帶來的感受有些相似，但是附身又與精神攻擊不同。附身是指一個靈體（甚至是地縛靈）佔用某個肉身一段時間，只要金場有破洞，就很容易發生這種情形。而這些破洞通常是因為長期吸毒（或飲酒過度）所引起；偶爾疲憊不堪的人，或者總是將個人力量交給他人者，也會出現被附身的情況。

是我吸引來這些攻擊的嗎？

有些人會問：「是我吸引來這些攻擊的嗎？」從靈性的角度來看，所有的生命經歷的確都是我們吸引而來的，好讓我們能夠學習成長。這不代表你有什麼毛病，或你是個負面的人，這只是生命經驗的其中一部分。如果你成為精神攻擊的目標，請不要批判自己，因為你並不清楚整個來龍去脈，不如把它看作一種經驗的學習。

我就遇過一個這樣的例子。芭芭拉在參加了我的課程六個月後，決定與丈夫離婚。離婚的想法已經醞釀了三年多，因為她的先生是個會暴力相向的酒鬼，她也明白是自己「允許」先生這麼對待她的。芭芭拉知道該是改變人生的時候了。當她提出要離婚時，先生覺得這都是她參與的「新時代」花樣在搞鬼，而她最近才剛參加完我的課程，因此他認為是我的錯……於是就衝著我們兩個人而來。

芭芭拉害怕地躲了起來，鎮上的家庭暴力避難所擔心她的安危，就建議她暫時離開加州，等先生冷靜下來再說。可以想見，她先生這下只能把怒氣集中在我身上，他會把車停在我們住所外面等著，還會以令人恐懼的方式跟蹤我的車。他寫了幾封威脅信，甚至入侵我的電腦。在這些事情發生的同時，我可以感受到他的憤怒，這也是一次極為強烈的精神攻擊。最後，我們夫妻倆申請了禁止令，獲得了堪稱加州最強大、最長的一份禁止令。

我知道自己沒有傷害過這個男人，也不曾勸芭芭拉離婚（我永遠不會那樣做，因為我沒有資格代她做決定）。與其想破頭，問自己到底做了什麼事吸引這樣的經驗出現，我反而告訴自己：我並不知道整件事到底是怎麼回事。我也提醒自己，即使不明白為什麼我會被扯進別人的困境，但是這是造物主計劃的一部分——後來也證明了它確實是！

在三年的禁止令到期後，芭芭拉的先生寫了一封道歉信給我，並且感謝我。他寫道，這個經歷對他來說是前所未有的美好經驗，因為徹底轉變了他的生命。他曾是加州全球企業的高級行政主管之一，但是因為這件事而失去了工作、名聲、妻子和朋友。在做了很多深入的探索後，他進了一所按摩學校並成為治療師。他了解到自己為了滿足父母的期望而成為一位成功的商人，但是他壓根兒不喜歡這份工作，然而在失去一切之後，他發現自己的心願是成為治療師。他說，如果當時沒有拿到我的禁止令，他的心願就永遠不會發生，那份禁止令是他需要的生命警示。

當然，我也因為經歷了這一切而有所成長。在過去，我一直害怕為自己挺身而出，所以我的收穫之一就是願意為自己的權利站出來，並前往法庭申請那份禁止令。和你們分享這段經歷，是在提醒大家，我們常常不清楚整件事的來龍去脈，只覺得自己平白遭受到精神攻擊。不過，這些事件雖然常帶有更深層的目的，但是你願意學習如何屏蔽和保護自己的能量場，仍然有其益處。

在精神攻擊中考慮自己的角色

如果我們遭到精神攻擊，其實自己要承擔一部分的責任，從更高的角度來看，這可說是我們「自找的」。吸引這類事件到生命中，是一種靈性成長的方式。有時候，光是承認自己必須承擔部分責任就可以緩解局勢了，這就像發生爭論時，如果其中一方願意先退一步，經常就解決一半了。

正如同我之前所說的，你無須對自己吸引這類事件而感到內疚，因為你的靈性正在成長。你需要學習的功課可能就是為自己的權利挺身而出，並採取行動。例如我一開始對申請禁止令是很恐懼的，甚至對整個事件感到尷尬與羞愧，想著我該如何負起責任。然而經過深刻的反省後，我意識到這一輩子都不曾為了自己的權利站起來發聲，我從來不曾興風作浪、挑起事端，因為我總是不惜一切代價地想維持和平狀態。

禁止令是我生命中第一次為了自己挺身而出，這是一個有力的人生課程，從那時候開始，我感到自己更為強大也更有自信。我們都在這個事件中有所收穫。

謀事在人，成事在天

即使你不相信保護技巧，知道愛是最強大的保護屏障，也相信天使會永遠保護你，但是知道如何保護自己也沒什麼損失。你必須願意在事件中採取行動，在生命中，我們可以信賴靈性，但是積極採取措施自我保護也很有用。

打個比方，假設你為了走捷徑，而考慮穿過鎮上某個危險地區的小巷，並自認已經架設了保護屏障，所以一切都會平安無事。我想請你記住，不要覺得事事都靠保護屏障就沒有問題，你也需要盡自己的一份力量。有時只有保護能量是不夠的，你還必須採取行動——像是就不要走這麼危險的捷徑了。

我相信我們應該盡可能以最美好的方式來看待世界，並對人生保持樂觀，但我也相信一句諺語「謀事在人，成事在天」。這是什麼意思呢？即使你相信上帝會看管你的「駱駝」，但是你也該把牠綁好，以免牠跑掉呀！你也是需要出力的。

相信光、感恩和喜悅是很好的，但如果你不幸成了精神攻擊的受害者，最好還是準備採取行動。這就像是你開車出遊，相信會有一趟美好的旅程，但我想你並不會只啟動白光保護車子而已，你也必須扣上安全帶！如果不幸發生事故，你都做好了身體上和靈性上的準備。

有天晚上我快要睡著的時候，想起忘了關上雞舍的門。外面很冷，躲在被窩裡很溫暖，所以我便想：「沒關係，我可以請求天使保護我的雞！」於是，我請求大天使麥可站在雞舍門口，並在夜晚時保護我的雞，我相信一切都會安好。

到了清晨時分，我夢見雞舍外面有三小堆黑色羽毛，驚醒之後我立刻披上長袍，跑到山坡上的雞舍查看。就如同我夢中所見，地上有三堆黑色的羽毛……當我進入雞舍時，公雞蓋茨比不見了，被土狼抓走了。蓋茨比是一隻溫柔的公雞、一位紳士（這也是我們叫牠蓋茨比的原因），牠之所以遭遇這場意外，就是因為我沒有「綁好我的駱駝」。這是我未曾忘懷的教訓，光是召喚天使並不夠，我自己也該採取相對應的行動。

我要提醒你，有時候光是認為壞事不會發生，或者認為天使一定會保護你是不夠的，你需要積極主動。只要覺得有需要，保護自己不是什麼丟臉的事。除了採取身體上的保護措施以策安全，還有一些非常好的技術可供你保護好能量場，這樣無論身在何處，都能感到自己內在的專注與強大。

保護和精神自我防衛的準備

以下是準備保護自己的一些撇步。在執行任何保護法之前，請先執行以下步驟：

1. 調頻：每天早上花些時間回到自己的內在中心，讓身體與大地實際相連（接地），深入到自己內心深處最平和、寧靜的地方。連結這個地方可以讓你的能量場在白天時變得更強大、更有活力。

每天花些時間提高自己的覺知，並感知一下自己的能量場，問道：「現在對我來說什麼是真的？」靈魂熱愛真理，這種靈性實踐可以幫助你了解身邊的能量束。定期花些時間，檢視身邊的人以及所處的環境，同時注意自己的身體是否有哪個部位感受到任何影響——了解你的反應基準是非常重要的。當你習慣這樣做之後，就會更容易知道何時需要保護自己，何時不需要。

2. 讓自己遠離負面的人事物：如果發現有東西正在降低你的能量時，請立刻離開那個環境，而不是立即架起屏障。有時候你只要保持適當的距離就夠了。透過空間創建個人界限，你也可以解除情緒上的連結。

不要隨之起舞，也不要把事情個人化，這都與你無關！通常，你對某人所產生的負面反應，可能會比他們的負面能量更容易傷害到你自己。你可試著改變對話的主題，例如有人以一種消極的方式在抱怨家人的不是，你就說說自己在上班途中看到的玫瑰花有多美。如果對方想談論他們的問題，你可以幫忙尋找解決方案，以轉移負面話題。通常想改變另一個人的認知是沒有用的，你能做的是拆招回應而非隨之起舞。

3. 透過對方角度看世界：面對深層的真相並非易事。試著想像一下，從可能會傷害你的人的角度來看世界是什麼樣子。這很困難，但你還是可以試試看；你不需要接受，你只需要理解。如果你能夠對耗損自己能量的人產生更多的同情和理解，他們就越是無法耗損你的能量，這個練習可以軟化你們兩個人之間的矛盾。

4. 觀想你的一天：花些時間觀想你的一天，並觀想整天都很放鬆且充滿活力。你可以把一分鐘當作一個小時，這樣只需要二十四分鐘來進行這個練習；然而，即使只觀想六十秒也會讓你的一天有所不同。保持樂觀，並且聚焦在那些讓你感覺很棒的事物上。如果在觀想的過程中，你發現自己覺得匱乏或憂慮，請立即做自我檢視。立刻轉念，並消除那些限制性想法，將注意力轉移到能夠帶給你歡樂的事物。這個練習可以讓你一整天都活力滿滿，如此一來就可能不太需要屏蔽自己了。

守護法和精神自衛法

只要與其他人在一起，你的能量場都會受到影響，通常也很難分辨出哪些是你的能量，哪些是別人的。不用擔心，有些非常有用的方法，可以讓每個人在有需要時保護自己的能量場，無論身邊是誰，我們都能感到自己內在的專注與強大。我建議你全部嘗試一遍，這樣就能找出最適合你的方法。

守護法1：白光

我們常看到畫像中的聖人周圍都會有一道光芒環繞，或者頭頂光環。有時這種光被稱為基督意識，代表有益的正能量；而在童話《綠野仙蹤》中，好女巫都會在發光的泡泡中出現，所有好的能量都在那個泡泡中。所以白光守護法會教你如何創造自己的閃亮白光泡泡。觀想一個白色光體把自己整個包覆起來，是保護能量最常見和最有效的方法之一。

請觀想任何無益的能量都無法接近光球，或是從光球上彈開。這種方法的有效性取決於你的意圖有多清晰，以及你的專注力和導引這個意圖的能力。

在大多數正常的情況下，光是想像白色光球包覆著你就很有效，如果你需要創造一個更強大的原力場時，有些方法可以放大它的效能。

1. 想像一個像雞蛋般的球體環繞著你的身體。它必須距離你的身體至少三十公分，但是不超過九十公分，我會建議以四十六公分為標準。這個球體充滿了閃耀的白光。
2. 這個球體表面非常堅固，可以與防彈玻璃相比擬，球體是透明且耐用的。
3. 檢查整個表面是否有任何的孔洞、裂縫甚至是皺折。另外，請注意這個保護罩是否有任何變薄的地方。在理想情況下，球體表面應該是像高度拋光的鏡子一樣光滑閃亮。
4. 如果有任何需要修復的地方，請想像自己利用宇宙膠水或魔法棒來進行修復。球體表面應該平順、光滑到沒有任何東西能夠附著在上面。

5.只有至高和最有益的能量能穿過白光球那強大、半透明的襯裡。你的能量可以從中流出，但是只有最純淨的頻率才能進入你的白光球體，它是一個隱形且強大的力場。

除了白色之外，你也可以使用其他顏色的光球。你可以想像粉紅色光球以充滿愛的能量包覆著你，或者觀想一個綠色的光球以充滿療癒的能量環抱著你。金黃色光常代表神聖和內心智慧，紫色光則可以把負面的存在轉化為正面的。紫光能將黑暗能量轉化並消融於光中，可以幫助你釋放過去的阻滯能量，也可以將恐懼和焦慮轉化為愛和喜悅。所有不需要的存在，都在環繞著你的閃耀紫光中融解。

有時可以想像光球頂部有個半透明的開口，讓白光或金黃色光從天空像瀑布般流下，並透過你輻射出來。這是很有益處的。只有像天堂般的光動能量才可以通過這個開口，在光球底部是個單向的排出口，所有不需要的存在都能淨空，並釋放到地面中和掉。除了至高福祉，沒有其他存在可以進到光球裡。

很多年前，有個朋友告訴我白光救了她的性命。當時她正在穿越馬路，一輛車子對著她直衝而來。她說：「丹妮絲，我當時沒有時間跑開，所以我把手放在頭上，抓住白光後就雙手向下拽，像是關上百葉窗一樣。我立刻就被白光包覆。」

她繼續說道：「汽車打滑後停了下來，而且就停在我的白光防護罩邊緣。司機顫抖著走出車外，不敢相信地說，他的車子好像撞到了某種隱形力場。」

「這到底是怎麼回事？我差點把你撞死了！」他大聲問道。我的朋友於是告訴他關於白光的事，但他不怎麼相信地搖著頭離開了。

我會和你分享這個故事，只是想讓你知道白光保護球多麼強而有力。但是如果有車子朝著你直駛而來，我還是要建議你趕緊跑開。如果你的直覺表示，出門前「請在身上使用白光」，那麼照做會是個好主意。

守護法2：護身符

護身符是你可以放在身上的東西，無論是掛在脖子上、放在口袋裡或是隨身攜帶的物品裡（像是錢包），放在護身符裡面的物體具有保護性。一般來說，我們配戴時會把護身符隱藏起來，但是也可以大方秀出來。

避邪物和具有特定保護目的護身符在多數宗教中都很常見。基督徒使用十字架和念珠，回教徒使用法蒂瑪之手，原始文化中的薩滿則擁有藥袋或裝有神聖物體的藥草束，這些都具有保護力。每個原始文化都有使用護身符的傳統，而在世界各地的古墓中，考古學家發現古人甚至會製作避邪物以保護來生，例如古埃及人會將避邪物放在往生者身上，保護他們前往地府。

雖然西方文化沒有強大的避邪物和護身符傳統，但是時至今日還是有人會使用。有些人帶著幸運符或兔腳護符，這都是常見的西方傳統護身符。我最近參加了納瓦霍美國原住民的葬禮，儘管葬禮是遵循基督教的禮俗，棺木裡除了放基督教十字架，還放了我朋友生前使用的藥袋，以保護他的往生之旅順遂。想當年太空人愛德華・懷特登上月球時，不也帶著一個黃金十字架、大衛星和刻有聖克里斯多弗聖像的小牌子。

現代護身符可以是受到擁有神聖力量之人祝福過物品，也可以是你為了保護目的而淨化、祝福過的石頭或水晶。或是心愛的家人（像是祖父母）所給的、深具意義的小東西，或者是傳統上用於保護的藥草，例如鼠尾草或迷迭香。

即使是項鍊上面鑲的小寶石，或是錢包、口袋裡的小顆水晶都可以協助你在周圍建立一個防護罩。這裡有一些常被拿來當成護身符的水晶：

- 黑碧璽、黑曜石、阿帕契淚石、瑪瑙、煙晶、雞血石和煤玉都非常適合用來驅離無益的能量，這些是用來避開沉重能量危害最好的選擇。
- 琥珀非常適合用來避開負面事物（古羅馬人廣泛使用琥珀，就是為了這個目的）。
- 岩鹽非常適合用來接地和提供保護。如果你住在潮濕的地方，請將岩鹽放在小塑膠袋中，這樣它就不會受潮而弄髒你的衣物或錢包。

● 各種瑪瑙都常用來消除負能量。由於每顆瑪瑙的保護性質都不太一樣，你應該親自挑選屬於自己的瑪瑙，選擇一顆感覺強大的。藍紋瑪瑙非常適合兒童配戴。

● 天青石、孔雀石和石英水晶可以創造柔軟、充滿愛與活力的屏障（它們也是兒童和老人良伴）。這幾種的材質都很脆弱，需要定期清潔，尤其是水晶（淨化水晶或任何礦石，請把他們放在流動的冷水中沖洗三分鐘，或放在戶外的星空和月亮下過一個晚上，也可以在暴雨中放置三小時）。

雖然一般相信護身符擁有強大的力量，但是它們其實會根據你的意圖和信念做出回應。如果你認為某個物品含有強大的能量，它就會為你提供保護；如果你認為它沒有，它就不會。過去我曾多次收到來自不同原始部落中，代表權力的禮物，我覺得這都是非常榮幸的經驗。然而有一次，我收到了馴鹿的乾胎衣，拉普蘭人相信這能為薩滿帶來力量和保護。這是一件非常特別的禮物，我也知道這個禮物對薩滿來說是強大的，但是這個乾胎衣看起來乾燥、醜陋又不太衛生……由於我不相信它的力量，所以它對我來說，也不會有保護的力量。

另一位原住民朋友告訴我，他的藥袋裡裝有在越戰時殺死的敵人的頭皮。他說那些頭皮可說是他的護身符，我聽到後實在嚇壞了。對我來說，死人頭皮會帶來負面能量，但是對他來說，卻是代表一個偉大戰士的價值。所以在選擇護身符時，請注意自己對物品持有的信念，還要弄清楚你的意圖為何。

以下是製作專屬護身符的方法：

1. 製作或購買一個小袋子，以便放在衣服底下或其他別人看不到的地方。小袋子的長寬各為三英寸會是個合適的尺寸。你可以用繩子把它綁著，掛在脖子上，或是放在口袋、錢包裡，也可以掛在腰帶上。

2. 挑選你想放在保護袋中的物品。我建議可以從一塊黑曜石和一些乾燥的鼠尾草開始，隨著時間的推移，你可以在袋子裡添加其他物品，甚至是寫著文字的紙片，例如：請大天使麥可保護我。

3. 把袋子接近你的心，並予以祝福，說三遍：「我很安全且受到保護。一切安好。」

守護法3：架設屏障

我之前跟澳洲原住民一起生活的期間，受贈了一面「女人的盾牌」。這是一塊窄窄的木頭，大約寬十五公分，長五公分，很難想像這麼小的盾牌能夠在戰鬥中達到保護之效。

然而，我得知只要女性拿著這面盾牌，她的能量就會受到保護，因為它能夠啟動她周圍的力場。聽到這段說明時，我就明白了。屏蔽自己就是為自己創造一個安全和受保護的能量場（這與白色光球不同，因為它是一個實體屏障）。

架設屏障並不代表你關起心門，也並不代表不與其他人連結，只是代表你擁有非常明確的界限。架起屏障，可以幫助你避免陷入別人的問題中。你的意圖不是將自己與他人分離，而是繼續待在自己的能量場裡面。透過架設屏障，無論你身在何處都能安然處於自己的能量場中，而不是與別人的能量交纏在一起。

請記住這句話：「我的是我的，你的是你的。」

有同理心的人尤其需要能量充沛的防護屏障，因為他們很容易感知到其他人的一切。就好像大大敞開自家前門，讓不管認不認識的人都可隨時進到屋裡、睡在他們的床上、吃他們的食物、留下垃圾，甚至搬進來。如果你是一個有同理心的人，學習如何保護自己就像是鎖好大門一樣，只有你的能量能待在你的花園和家裡。架起屏障吧！

一旦你覺得需要架設屏障時，請想像在自己面前握著一面盾牌。你可以想像羅馬式盾牌、維京人的盾牌、美洲原住民的水牛皮盾牌，甚至是神力女超人的盾牌！你可以握起拳頭，並放在太陽神經叢的位置，就好像你手裡持有實體盾牌一樣。你也可以在睡覺前想像盾牌放在身邊，這樣就能提供夢境盾牌，在你睡覺的時候不讓能量外流。

如何創造個人屏障：

1. 想像一個盾牌：觀想一面類似圓桌武士所擁有的盾牌，不過是由光和能量所組成。盾牌相當輕巧，但擁有非常強大的威力，散發出來的能量正環繞著你的全身。盾牌可以是透明的、銀色的、金色的，甚至可以用寶石裝飾，像是紅寶石。

2. 觀想符號：在腦海中將你覺得強大又具有保護力的符號放在盾牌上。有些人會把十字架放在盾牌上，代表基督之光；有些人把心形放在盾牌上，象徵愛；有些人放置五芒星或神明或女神圖像（像是卡莉女神或觀音菩薩）。你可以按照自己的喜好來想像這面盾牌。如果你覺得需要，也可以把它畫出來，加強觀想的效果。你可以把盾牌圖放在床墊和床底座之間，這樣可以在睡覺時深化和強化你的盾牌。

3. 祝福並強化你的盾牌：帶著你的盾牌進行一段內在旅程。為了啟動它的力量，請先想像你將盾牌高舉到天空，開啟了內部屬於大氣的靈性。然後觀想雨水（來自天空的水）像瀑布般的沖刷它，灌注了屬於水的靈性，接著再想像一道閃電擊中它，帶出火的靈性與力量。最後，請想像讓盾牌接觸土壤，以啟動土的靈性。拿起你的盾牌，把它抱在心口，用愛的能量灌注它，你現在就擁有一個非常強大的盾牌了。

守護法４：鏡面反射

你也可以運用幾種鏡球保護技法，它們都很有效。

1.架設保護性的屏障，想像你在一顆鏡球裡面——這顆球的外觀是閃亮、光滑的鏡面。只有最高頻的正能量可以進入，其他的能量都會被反射回去。這個方法也適用於因應精神攻擊。

2.另一種方法也是想像自己被一顆能量球包圍，但鏡子是在能量球裡面。透過這種方式，你的能量會反彈回自己身上而不會外洩，會包藏在能量球裡，而你也能待在自己的能量場裡面（你也可以在內外同時「安裝」鏡面）。

3.第三種方法僅適用於最嚴重的情況。由於它成效卓越，所以應該謹慎使用。如果你遇到極為棘手的對象，無法保持自己的能量場完好無損，那麼你就可以使用這個方法。使用**這個方法時必須伴隨著慈悲之心，而不是出於憤怒或恐懼**，這點非常重要，因為你是在導引能量給另外一個人。

請想像一個鏡球（內部有鏡子）包覆著那位讓你覺得深受其害的人。如果他們發送出充滿愛心、快樂的能量，它會加倍反彈回他們身上；如果他們發送出不友善的能量，也會加倍反彈回去。因此，任何的負能量（他們可能發送給你）都會留在鏡像球內。

守護法5：水晶

水晶在世界各地的文化中都會用於保護和啟動能量，以下是使用水晶進行保護的步驟：

1. 選擇「對」的水晶：想選出適合的大小和形狀，你可以先問問自己打算怎麼使用水晶……

- 想戴在身上。
- 想放在藥袋裡。
- 想放在身邊。
- 想放在枕頭套裡面。
- 想黏在太陽神經叢上（用醫療用膠帶）。

接下來，決定你要使用拋光過的水晶、天然石或者是經過打磨的？購買守護水晶時，最好讓它們選擇你，所以當你在挑選時，請注意那些似乎在呼喚你的水晶。它可能看起來會比其他水晶更耀眼明亮。

2. 淨化你的水晶：你可以讓它日曬五個小時，或是用尤加利精油以單一方向擦拭。另外，也可以用胡椒薄荷皂以及冷水清洗，這樣也能達成淨化的效果。水晶的能量非常具有流動性，因此必須常常淨化它（其他像是煤玉或黑曜石，則不需要常常淨化）。

3. 貢獻你的水晶：把水晶高舉到你的第三眼並說：「我將你獻給守護和力量。我很安全、受到保護，而且一切安好。」

4. 使用你的水晶：用慣用手握住水晶，並掃過全身三次——水晶一定要掃過你的頭頂、身體的側邊以及身體前方（當你拿著水晶掃過頭頂時，請一邊想像水晶也從後背往下掃）。如果你需要更多的保護，請握著水晶掃過全身九次，這樣可以將你包覆在安全的保護罩中。

守護法6：海鹽

人類使用鹽來達到守護的目的有著悠久的歷史，鹽可說是世界各地最普遍的守護法。人們相信鹽能夠吸收黑暗能量，所以有些文化會沿著窗台撒鹽，防止負能量進入屋內；有些文化會在新家的地板上撒鹽，然後再把鹽掃到屋外。有些地方有將鹽放在口袋裡來保護自己的傳統。即使到了現代，我們還是會在肩膀上撒鹽以袪除無益的能量。

你可以在藥袋中放入一小塊（或幾顆顆粒）鹽，或把鹽放進黑色絲綢束口袋，再把袋子放在包包裡面。你可以在床周邊的地板上撒一圈鹽，當成夜間的能量保護。或者，你也可以在家中角落放置少量的鹽來架設保護能量。如果你生活在潮濕的環境中，請把鹽放在小容器裡面，否則受潮之後會在地板或家具上留下鹽漬。

你也可以使用鹽晶燈——這是在天然鹽礦內部裝上燈泡所製成的燈，可以在放置的空間中產生保護能量。據信這些鹽晶燈所釋放出的負離子能夠淨化空氣。

守護法7：認養保護樹

樹木可以提供難以置信的強大庇護力量，特別是你和一棵樹的頻率同步之後。你可以在院子裡、鄰里、地方公園或步道上認養樹木。選擇那棵呼喚你的樹，然後創建連結，你可以靠著樹或坐在樹下至少十五分鐘，並對樹木發送愛和感激。想像樹會說話，聆聽它想告訴你什麼。當你與自己認養的樹建立關係時，請與它交談，並表示衷心的感謝，你和樹之間就建立起能量束。你們之間的能量束在那些看得見能量的人眼中，會是美麗、粗碩的光束。無論何時你需要保護，只要去想你的樹，這個光束就會變得豐盈，你的能量就會變得踏實與堅固。

淨化能量最快的方法之一就是去環抱樹，或是將背倚靠在樹上，讓樹療癒的能量淨化你並協助你接地。如果是你建立起關係的樹，這個方法會特別有效。在它附近冥想，或者只是把手放在樹上就能使你身在保護和優雅的氛圍中。

守護法8：架設活力屏障時可使用的精油

精油除了有淨化的特性（在第三章中討論過），也非常適合用於守護能量。當我遇到需要架設防護罩的情況時，就會使用精油。我通常會在包包裡放一到兩小瓶精油，以備不時之需。嗅覺與我們的情緒系統密切相關，比任何其他感官都更為重要。當我們使用精油時，我們的身體和心靈之間會產生強大的連結，這個連結是紮實且具有保護性的。在許多文化中，使用精油往往也是作為守護之用，例如西藏的雪巴人會使用杜松油揉搓他們的繩索，以求保護在山上往來順利。

如何使用精油作為守護的方法呢？你可以把精油滴在手掌，用手揉搓後吸氣。我通常會在手掌上放三滴，雙掌互相摩擦後，再將雙手蓋住鼻子吸氣三次，以保護我的能量。接著會用手當扇子，將氣味掃到頭頂和身體上，也會掃過我的後腦勺，並想像保護性的氣味也掃遍背部。如此一來，我全身都會包覆在保護罩中。

有時，我也會在喉嚨上、第三隻眼、頭頂和後頸各滴一滴精油，以強化這個保護罩。如果需要一次性地保護更大的空間或好幾個人時，擴香儀就能派上用場。

你也可以將精油與水混合，並使用噴霧器噴在身體和／或衣服上。我經常帶著迷你噴霧瓶旅行，以便在旅途中維持防護罩。噴霧可以淨化和提升能量，也能提供保護。

當你選擇精油時，請記住，你的靈魂有著與生俱來的智慧，在需要特殊保護時，祂絕對知道哪種精油最適合你。因此，在選擇精油之前，請先花些時間調整自己的頻率，並與自己的內在智慧同在。

注意：雖然精油是一種天然物質，但是有些人的皮膚與精油直接接觸時會產生過敏反應，尤其是臉上嬌嫩的肌膚。因此，如果要把精油直接塗在皮膚上，請特別留意。

如果你是敏感肌，仍希望在身體上直接使用精油，建議先和一些基底油混合再使用，例如：荷荷巴油、胡蘿蔔油、杏仁油或甜杏仁油。

這裡有些你可以使用的保護油（大部分都有對淨化和防護有益）：

羅勒：草本、甜、新鮮、綠色。適合與檸檬、檸檬草、甜橙、玫瑰等精油調和。

洋甘菊：柔軟、溫暖、溫和（適合保護兒童）。適合與玫瑰、薰衣草、依蘭依蘭、橙花等精油調和。

雪松：樸實、木質、溫暖。適合與鼠尾草、絲柏、乳香等精油調和。

絲柏：溫暖、柔軟、木質。適合與乳香、胡椒薄荷、雪松等精油調和。

丁香：木質、樸實、溫暖。適合與肉桂、荳蔻、甜橙等精油調和。

尤加利：清新、乾淨、刺激。適合與檸檬、薄荷、百里香等精油調和。

冷杉：清新、清澈、木質、綠色。適合與橙花油、柑橘油、松樹、杜松等精油調和。

乳香：溫暖、木質、甜美。適合與玫瑰、雪松、沒藥、檀香等精油調和。

杜松：木質、綠色、清新。適合與常青樹（如：冷杉和松樹）、迷迭香、岩蘭草、快樂鼠尾草、檸檬草等精油調和。

沒藥：溫暖、樸實、辛辣。適合與乳香、丁香、檀香等精油調和。

甜橙：清新、乾淨、陽光充足。適合與百里香、尤加利和其他柑橘類精油調和。

廣藿香：溫暖、樸實、木質。適合與佛手柑、快樂鼠尾草、胡椒薄荷、天竺葵等精油調和。

胡椒薄荷：清新、涼爽、乾淨。適合與葡萄柚、迷迭香、尤加利等精油調和。

迷迭香：清新、辛辣。適合與柑橘油、茶樹、薄荷、冷杉等精油調和。

鼠尾草：木質、樸實。適合與柑橘油、雪松等精油調和。

岩蘭草：溫暖、木質、樸實。適合與松樹、羅勒、玫瑰、天竺葵等精油調和。

還有很多其他可以用來保護能量的精油，以上這些都是比較基礎的。

守護法9：靜坐冥想和觀想

幾乎任何形式的冥想都能夠增強你的能量場，例如閉上雙眼，全然地放鬆，想像你處在青蔥翠綠的大自然中。圍繞在身邊的是你這輩子所見過最明亮、最耀眼的光芒，你「看著」它的強度和力量持續成長。接著想像來自星星、太陽和地球的能量束注入那股光芒中，讓它變得更加明亮閃耀，並與你的內在中心同在。當你張開眼睛時，要相信這股令人難以置信的光芒仍然持續地包圍你、守護你。這種冥想對於能量保護很有效，因為你是如此明亮，沒有東西能夠穿透你的能量場。

我建議你每天早上都要練習，花些時間讓自己接地、回到內在中心，想像一股能量束從腳底流入土壤。接著靜心，沉入你內心深處最平和的地方。這麼做可以讓你的能量場在白天變得更強大、更有活力。

一個有趣、簡單又有效的保護方法是使用視覺觀想。想像你的前方有一個宇宙拉鍊，它就從你的腳底開始。想像你的能量場被拉鍊封進能量球裡，然後你把宇宙拉鍊一路往上拉過頭頂。你可以在頂部留下一個小開口，以便讓天體能量流進能量球。

你也可以將手放在恥骨附近，並想像手裡拿著一個大拉鍊，然後用手拉拉鍊一直到頭頂，包覆住你的能量。

守護法10：祈禱和梵咒

誦讀一段保護性祈禱文可以立即讓你與神性連結。對有些人來說〈主禱文〉就有這個功效，對其他人來說，則是向基督、聖母瑪利亞、真主阿拉、佛陀或耶馬亞（Yemaya：非洲憂魯巴族認為耶馬亞是孕育一切萬有的女海神，代表創造一切生命的上主）祈禱。不論是向那個神聖源頭祈禱，祈求能量保護都是有效的。當我們家準備做長途旅行時會祈禱，雖然聽起來簡單得像是小孩子的祈禱，但是祈禱完就會覺得安全且受到保護。以下是可用來祈求旅途平安的祈禱文：

在我們前方的天使；在我們後方的天使。
在我們左右兩側的天使。
在我們上方和下方的天使。
我們是安全的，受到保護的，而且安好。

然後觀想每位車內乘員都被天使的翅膀所包圍。另一個我會使用的祈禱文是「南無阿彌陀佛」。對我而言，這是一個強大而直接的保護。我在禪宗佛寺生活過好幾年，所以佛教對我來說很有親和力。

我念誦這個咒語曾經歷過幾次奇蹟。有一次，我們一家三口在冬天開車穿過喀斯喀特山脈時，撞到了一個冰塊，汽車立刻側翻、打滑，眼看就快掉下陡峭的懸崖邊時，我大喊：「南無阿彌陀佛！」車子幾乎立刻停了下來……我們離懸崖邊大約只差一英尺。這是一個令人難以置信的驚險時刻。

還有一次，我與朋友凱蒂坐在一家加州的小咖啡館，突然發生了芮氏規模6.4級的大地震。地板開始晃動，櫃子上的物品也紛紛掉落，我抓住對面凱蒂的手，看著她的眼睛開始念誦：「南無阿彌陀佛！」即使許多東西都被震倒在地，我們卻經驗了內心的平和與寧靜。凱蒂說那一刻對她來說感覺非常神聖，對我來說也是。

守護法11：打手印

打手印是一種透過不同身體姿勢，發揮特定能量的方式。許多文化使用手印來啟動不同種類的能量。屏障手印是透過站姿（雙腳平均分配身體重量）進行，將雙手握拳，兩手手腕處交叉，然後雙臂帶著力道放在胸前。重複這個動作三次，而且每次都要帶力道這麼做，就能保護你的能量場了。

此外，潛意識打出的手印也是具有保護性的。簡單地將手臂交疊放在太陽神經叢上也是一種手印，可以保護你的太陽神經叢不受負能量侵害。你會發現人們在不確定的狀況下，會自然地做出這個動作。如果你處於某個地方後感覺自己的能量下降，只需將手臂簡單地交疊並放在太陽神經叢上即可。

守護法12：天使、指導靈、靈性守護者，以及祖先保護者

靈界的高靈們很樂於協助並維護你的安全，只需呼請你的天使們、指導靈和庇護者，祂們能夠即刻提供幫助。

呼請大天使麥克用保護性以及愛的能量包圍你。想像巨大而強大的大天使麥可，拿著光之劍站在你身後保護你以及確保你安全無虞。無論你身在何處或去哪裡，他的光明之翼

都會擁抱你，讓你處在安全的保護繭中。

在西方文化中，我們並不特別重視祖先的力量。然而，在那些尊崇祖先的文化中，祖先就是他們最有力的支持者和保護者。你是祖先血脈的傳承者，他們當然會想支持你，只要你願意開口請求，就能接受祖先的保護力。你可以謙卑地說：「我呼請創世以來至今的祖先們，給予我支持與保護。」或者，如果你有特別親近的長輩，即便他們過世了也可以呼請他們協助，你可以說：「喬叔叔，你在世的時候從來不在意別人對你的評論，我很敬仰你。我很希望你能幫助我不去在意同事們的閒言閒語，幫助我站在自己的能量中。非常感謝你！」

當你呼請你的靈性助手時，永遠記得要表示感謝。通常你可以立即地感受到祂們的幫助。在第五章，我將分享更多關於如何呼請天使進入你家和生活的方法。

保護法13：讓自己扎根與大地連結（接地）

在第一章，你已經了解我們與地球和大自然之間連結的各種能量。除了提供連結之外，大地母親還可以保護你並讓你更加腳踏實地。

躺在土地上，無論是背部朝地或肚子朝地，想像你正把遭遇的困難傳遞給大地母親。觀想她的能量鬚正充滿愛地向上伸展，並有力地圍繞你，呼請大地母親用充滿保護能量、紮實且強大的斗篷圍繞著你。

你也可以赤腳站在土地上，或把雙手放在土地上呼請大地母親。赤腳走在靠近海邊濕潤的沙地能夠祛除負能量，而且可以強化你的能量場。如果你很難到戶外去，室內的盆栽植物也可以供你接地，觸碰葉子就可以讓你的能量紮實地接地。如果清理出來的能量很濃重，那麼植物的狀況可能會受到耗損能量的影響，你需要給它時間復原，才能再次使用這個方法。

透過接地，你就接上了地球的電場，你會感覺到她在你的能量場消融掉那些不需要的能量。大地母親是最終的治療師，她可以同步你的生理脈動，並用負離子補充你的身體。這真的很有效！在原始文化中，人們相信，當一個人感到不舒服時只要躺在地上就能使事物平衡。當你處於平衡狀態時，你的能量場是強大的，因為，你的周圍有一個保護罩。

上述所有方法都有效，你可以嘗試每個方法後，再找出最適合你的。

潛意識的架設屏障

有些人從不採取任何保護措施，卻可以自然地受到保護。醫護人員、臨終關懷工作人員、老師等，除非他們發展出自然的屏蔽方法（通常是無意識地），不然會發現自己的能量被周圍的人消耗殆盡。如果你能在大多數人會感到疲憊不堪的地方工作，這要不是你擁有非常強大的靈性助手，就是你發展出能夠維持能量平衡的潛意識屏障（特別是在能量低落的時候啟動）。

當能量場耗損後，你可以如何補救？

如果發現自己能量受損，或者精神攻擊讓你虛弱（即使你已經使用了保護技巧），你可以採取以下措施來重啟你的能量：

踏步：將腳跟重重地敲擊地面，就像正在踩踏出打鼓般的節奏，這樣就能開始袪除對你無益的能量。用腳跟有節奏地踩踏，或是打鼓至少十二分鐘，都能夠有助於清理你的能量場。此外，在聆聽鼓聲或打鼓時，抱持著想要清理的意念就能產生功效。

熱水澡及冷水澡：請先沖個熱水（或溫水）澡，然後轉到冷水（你所能承受的冷度）淋浴幾分鐘。如果你能耐得住冷，請再用冰水淋兩分鐘，這非常有效。接著再打開熱水，讓身體回暖，最後用冰水淋浴結束；你可以重複這個循環幾次。快速地在熱、冷水之間來回沖洗可以擺脫舊能量，這很像狗需要大力地把水從身上甩掉一樣。冷水不只是對你的身體產生衝擊，也會振動你的能量場，因此舊能量無法再輕易地附著。此外，在熱水澡或冷水澡階段用鹽擦洗身體，都有助於能量的恢復。

保護他人

作為一般通則，在未經他人許可的情況下，施加保護措施在對方身上是不當的能量使用。這也代表你對他人的批判——擅自認定他們需要保護。我不希望有人在未經我許可的情況下，在我周圍架設一層保護罩，你會願意別人這麼做嗎？請不要逾越這道界線。

例外狀況只有對你自己的孩子這麼做。你可以在他們出門上學前，先用充滿愛的粉紅泡泡環繞他們，或請求天使將他們擁抱在光之翼中。或是，以孩子的名義認養一棵樹，並請求樹木保護他們平安。此外，由於你和親密家人的能量已交織在一起，也可以為他們施展守護法。我的一位客戶就為先生施行了守護法，她的先生有嚴重的呼吸和咳嗽的問題，工作也正好遇到瓶頸，就連辦公環境都充斥著有毒的能量。她並沒有事先告訴先生此事，但是就在她開始實施這些保護法的當下，他的咳嗽就停止了，也恢復了活力。她說成效實在是太驚人了。

能量瞄準——投射祈禱

有時候將保護能量瞄準其他人可能是對的。能量瞄準不同於能量保護，它是將一種即時、有效的保護能量流聚焦到另一個人身上。這是直接且刻意的，就像是一道具有生命力的雷射光一樣。能量瞄準是運用在緊急情況，例如你看到一隻狗在車陣中穿梭，一時間也無法提供實體保護，就可以立刻投射出閃耀的能量流，將牠包覆在保護光中。你可以想像這道光是從天而降、像瀑布般流進你的身體，然後從太陽神經叢或心輪向牠射去。另一個例子則是在公共場所看到被家長粗暴對待的孩子，你可能會想到如果當場出聲指責，或許反倒給孩子造成更多的傷害（家長因為你的干涉而更加生氣，統統往孩子身上發洩）。這時，你就可以進行能量瞄準並投射慈悲、寬恕和愛的能量給那孩子和家長。

此外，如果世界上有某個地區需要協助或是遭受迫害，你可以拿出地圖或使用谷歌地圖，將意念專注於該地區，進行能量瞄準並投射保護性的祈禱，別忘了還要抱持著這是為了所有相關人員至高福祉的正向心念。

在本章，你已了解什麼是能量保護，而且也了解到使用的正確時機。此外，你也知道什麼是精神攻擊、發生的原因、如何預防和弱化攻擊，以及一些很棒的保護法。在下一章，你將學到如何維持既平衡又強大的能量場。

5

強化那些賦予你力量的能量束

萬物皆為頻率振動。

——愛因斯坦

大多數人花費寶貴的時間專注於自己不想要的東西，以及生活中沒有效用的事物。他們一遍又一遍重播老闆的惡言，或因為不喜歡鄰居播放的嘈雜音樂，而希望鄰居趕快搬走，也可能因為覺得自己太胖了而不開心。然而，你的能量會流向你所關注的人事地物，並在生活中增長。**你關注什麼，能量就流向哪！**

多年來一直認為自己體重過重的人，體重就會維持在這個狀態。原因可能在於，他們一直跟別人抱怨自己好胖、瘦不下來云云，會不停地思考「過重」這個問題，還會因此對自己做出批判。

他們花了很多時間專注於自己超重，這反而會變成他們的實相。總是抱怨鄰居音樂吵雜的人，他們的生活也就經常圍繞在吵鬧的噪音中了。

在前面的章節中，你已了解到什麼是能量束、如何釋放耗損你的能量束以及如何保護自己。在本章，你將會知道該如何強化連結宇宙的正能量束，以及如何維持自身的頻率，並隨著正能量束波動。你將學習如何擴展和讓那些錨定在你身上的正向能量束更豐盈。這將為你帶來更多活力，並擴展生命力。你也會學到如何在生活空間創建一個聖殿，讓你的個人能量場保持強大並充滿活力。

你與所愛之人的共通繫帶

我突然驚醒。

「大衛，醒醒啊！」我把丈夫搖醒，他是睡得很沉的人，因此很難叫醒。

「怎麼啦？」儘管仍半睡半醒，他還是口齒不清地回應了。

「我夢到海瑟待在一艘小船上，而且晚上的大海波濤洶湧，天氣非常寒冷，一道巨大的海浪把她打落到冰冷又黑暗的海裡了。這個夢感覺起來很真實，我好害怕！」

「親愛的，繼續睡覺吧，這只是個夢啊！」他邊說邊轉過身，又沉沉地睡死了。

我卻輾轉反側，難以成眠。我很擔心親愛的姐姐，我知道她出事了！我立刻把自己的禱告投射給她，並用保護性的白光包圍她。

海瑟那時在一艘研究船上擔任船員，那個晚上我並不知道她人到底在哪裡。在輾轉難眠和不斷地祈禱中，我終於再度睡著了，隔天起床後我仍繼續用光球包圍她。

海瑟只要出海就會呈現出完全失聯的狀態，所以直到她兩個星期後回家，我才有機會跟她分享那個噩夢。海瑟安靜了很久才跟我說，那個晚上研究船位在阿拉斯加水域的阿留中群島。有十一位研究員和工作人員登上一座小島進行研究，但是突然出現的暴風掀起濤天巨浪，所以無法把他們接回船上。

這十一位人員沒有攜帶任何防護裝備，被困在尤尼馬科島的海灘上，要度過風雨交加且低於零度的夜晚是很困難的。研究船上的其他船員非常擔心他們的安危，因此海瑟和另一名同事便自告奮勇駕著充氣橡皮艇駛過巨大的風浪，把必要的救生裝備送到島上。

巨浪在黑暗中一波又一波地襲擊著橡皮艇，海瑟和同事有好幾次差點被巨浪打落海，她說自己能夠順利存活真的是個奇蹟。我想那天晚上傳送的能量應該對她很有幫助。

這是一種非常特殊的能量束，我稱它為「共通繫帶」，是一股將家人和所愛之人連結在一塊的繫帶。我們不僅可以透過它們相互調整，還能夠讓我們知道自己並不孤單，明白自己背後有一個充滿力量、愛和智慧的社群在支持。你擁有的共通繫帶越清晰、越明亮，你就會越平衡。

當關係發展蓬勃時，這股繫帶會是美麗、發亮、厚實且強韌的。因此，對於那些為愛做出長期承諾的人，或是非常關心彼此的人來說，即使彼此相隔千里，這些能量束還是會閃閃發光。愛、訊息和情感都能夠迅速地透過共通繫帶傳送給彼此。這就是為什麼丈夫即使正在上班工作，也能斷定他的妻子在房子前面結冰的路上滑倒了；母親可以斷定自己遠在戰地的士兵兒子遇到麻煩，或者是住在不同城鎮的雙胞胎，可以斷定手足正感到興高采烈。

共通繫帶將我們與親愛的朋友、家人、祖先、心愛的寵物、靈性大師、天使和造物主連結起來。當我們之間的共通繫帶清晰而閃亮時，生命就會是和諧、完整的。

然而，有時候在人際關係中，一些振動干擾會在彼此的共通繫帶中製造碎片。雖然愛還是能透過共通繫帶傳遞，但是品質就無法像正常情況那樣清澈。這些干擾可能是來自其他人、事、地、物，這種現象就如同振動的小行星帶反覆撞到能量束般。這些振動干擾（就像小行星漂浮在銀河系中）會穿過能量束，使能量的流動變得崎嶇不平。因此，我們有時會誤解對方所說的話，或者覺得自己被誤會了。我們可能自認正在進行體貼的善意溝通，但是到了對方心中卻受到誤解，並非按照我們自己原先所想的意思傳達。

這種振動干擾可能來自其他人，也可能來自你所在之處的能量或家裡的能量。在本章中，你將學習一些可以保持個人能量場強度的撇步，並讓你的共通繫帶充滿活力。這些簡單的練習可以用來清除你跟摯愛之人能量束裡的碎片。

能量束二十一天豐盈法

步驟1：在一天當中選擇一段特定且不會被打擾的兩人時光，大約是四到七分鐘的空檔，而且要每天都能夠專注進行，並持續二十一天。比如說，你可以選每天早上七點五十六分到八點之間。

步驟2：讓你的能量盡可能地乾淨。你可以先淋浴或泡澡，如果無法的話，就清洗你的臉、雙手以及雙腳。

步驟3：坐著並面向你摯愛之人，不論他（她）人在哪。你可能會需要使用指南針，如果你們兩人處在同一個地方，那就直接面對面坐著。

步驟4：進入冥想狀態，觀想流動在你們之間的能量束是明亮、潔淨和強韌的。它們強大到不會遭受任何事物破壞。

這個練習就像把車送廠檢修、調整一樣，會對你們的關係產生巨大的影響。在進行時，如果你覺得需要多做一輪的檢修、調整，也可以再做一次。

不過，這個練習也不一定要持續二十一天，通常只是調整幾天，就可以幫助你們重建兩人之間的「愛」能量束了。

給靈魂一個家

家中能量會影響你的生命能量，而影響一個人能量束最大的，就是居住環境。如果你想擁有豐盛、健康、清晰的親和束以及共通束，就需要住在一個可以感到歡快的家。調節你家的能量會是最有價值的「投資」，因為可以幫助你與廣大的世界和你所愛之人建立起明亮的能量連結。

家中的能量是你的內在世界與外在宇宙之間的十字路口，也是內在和外在現實世界之間的交匯點。它可以讓人煥然一新和充滿希望，也可以在你面對人生的轉變時，提供僻靜和充電的空間，或者是混亂不安時一片帶來平靜的綠洲。

它能在各種情況下提供療癒，也是力量和靈性的匯集之處。你家不僅可以強化和療癒你，也可以成為一個和諧的模板，讓所有來到你家的人都能進入更高的靈性頻率中。每個人的能量都會因為家中的能量而閃耀，並充滿活力的光芒。

你的住所不單純只是供你睡覺或尋求安慰的地方，也是時間和空間的交叉點，一個可以吸引能量或祛除能量的地方。居家環境中的每個物品都能影響你的能量，使其上升、下降或是保持中立狀態，因為你和物品之間有著能量連結。

為生活空間注入宇宙秩序感，以吸引誠信、平衡到你的生活中是非常值得的。你家可以在未來提供庇護以及幫助你重建信心，它能夠提供一個神聖的空間，當你身處其中時不但能夠想起自己是誰，也能夠想起此生來到地球上的目的。你家的能量可以促使你走向優雅的進化，也可以讓你深陷泥淖、裹足不前。

幸運的是，有些方法可以讓你家裡的能量永久轉化成強大的力量。透過調和居住空間與擺設，還有釋放那些對你現在和未來生活都無益的物品，就等同於在居住空間內打開了通道，讓你家成為能量的匯聚點。你家也會以愛和光的形式將這股能量發散出去。

為了將你的家建成一個聖殿，讓你能夠安然地更新能量、補充內在資源，並強化能量束，你可以做以下幾件事：

1. 清理家中雜亂物品。
2. 清理家中的空間。

3. 在家中設立一座聖壇。
4. 在家中建立卓越的能量場。

雜亂越少，喜悅更多

清理雜物是維持高頻率和能量束暢通的最佳方法之一。你身上有能量束連結到家裡的每件物品，那些對你有正向意義的物品，或是與你關係良好的人贈送的物品就能擁有清晰的能量束。如果是與你關係不好的人所送的，通常你們之間的能量束也會是陰暗或疲軟的。你對物品有什麼聯想和記憶也會影響到能量束。

假設你床上有著祖母留下來的棉被，但是她生前老愛抱怨生活大小事，那麼那些抱怨的能量可能會連結到那床棉被上。這會影響你和棉被之間的能量連結，進而影響睡眠狀態。

每個物品都有一股繫帶與你的脈輪或能量中心連結。雜亂無章會讓你看不見那些阻礙能量運作的負面能量束，你會容易感到精疲力盡，以及不堪重負。當你的能量束被堵塞時，你的生命也會感覺被阻塞。如果想讓自己的能量束與生命力共振，並強化自己與宇宙的能量連結，那麼請著手清理雜物，讓你家的能量閃閃發亮！

釋放耗損能量的繫帶，方法之一就是清除與負面人物、地方、經驗或事物有關的「東西」。比方說，你覺得身上還勾著前夫的能量束，想要進行釋放，家裡卻放了不少他送的物品，你每次一看到又會想起他，那麼這時候可能該做些整理（舊情人所贈送的東西不一定都帶著耗損你的能量。如果這些物品是與負面情緒有關聯，就會降低你的能量，甚至會強化你和另一個人之間不愉快的能量連結）。

離婚、分居或分手後，最重要也是最需要清理雜亂物品的地方之一就是你的床。睡在兩人曾經共枕而眠的床上，常會讓人陷入舊情難忘的處境。如此一來，你能量束切除做得再努力勤快，你們之間的繫帶還是會繼續重新連結（如果你買不起新的床墊，那麼可以用鼠尾草來淨化。另外，請記得清理床頭板和床架。如果床架是木製的，你可以敲一敲音叉，然後將音叉末端放在木頭上，讓振動穿透木頭予以淨化。如果是金屬床架，則可用敲鐘或敲鑼來淨化）。

從靈性的層面來看，放下實物等同於放下生命中的情緒阻塞與障礙。「雜亂」可能是表面下藏有其他「隱情」的指標；也可能是對恐懼的一種緩衝（例如：害怕被拒絕或擔心未來），或者是負面關係、未解決的兒時問題、覺得自己不夠好、不斷地取悅別人、照顧別人，卻不關照自己的需求等課題。

如果不加以注意，那些與物品之間的能量束，是能夠完全阻塞我們的能量。如果無法解決物品雜亂的情形，我們的其他能量束就會看起來像老鼠窩。光是簡單清除你不喜歡和不使用的東西是不夠的，如果你沒有到「源頭」找出物品雜亂的主因，只會一次又一次地累積。

擁有越多，不代表越好。研究顯示，擁有的物品越多，不會讓我們變得更快樂、更健康、更聰明或更有愛心。我們處於一個超大規模的社會，我們的家園則堆放過多的物品。把清理雜物當成健身運動是件很有意義的事，當你能夠這麼做時，需要照顧、清洗以及絆倒你的東西就變少了。從更深層的意義來說，清理雜物可說是一種找回靈性權力的練習，因為只要物質需求開始超越情感和靈性需求時，就會出現雜亂的情況，也代表你的能量束被能量碎片給堵塞了。

有些人是出於生理狀況而強迫似的囤積雜物，他們跟那些家裡單純就是很亂的人非常不同。囤積症患者擁有非常獨特的大腦模式，驅使他們緊抓著各種物品不放，而這種狀態需要專業的醫療協助。我在這裡所提供的相關訊息，並不適用於不幸擁有囤積症的人。

說到底，重點從來不是物品本身，而是我們賦予物品什麼樣的意義。

舉例來說：一個粉紅花瓶可能就只是個粉紅花瓶，但如果這是你的摯愛在上戰場前，送給你的最後一件禮物（而且他再也沒有回來），那麼對你來說花瓶可能就帶有真愛的意義；或者是因為他戰死沙場，看到花瓶反而讓你生起內疚感（例如是你鼓勵他去參戰）。它也可能對你來說代表著一段刻骨銘心、絕無僅有的愛情。因此，創造出阻礙的不是物體本身，而是**你賦予它的意義**。

如果你很難擁有一段積極正向的親密關係，周圍還充斥著代表過去失敗戀情的物品，那麼這些物品就會在你的潛意識中，一次又一次地訴說你在親密關係方面有多失敗。於是，這就成了一種自我實現預言。

在第二章中，你學會如何掃描自己的身體，和檢視身上所連結的能量束。你可以使用同樣的步驟來掃描居住空間，檢視自己和哪些物品擁有最強的能量連結，你也可以掃描看看是否有任何會耗損能量的物品需要清理掉。

每個人對於「雜物」的想法不盡相同。如果你很喜歡或一直有在使用，這個物品就不屬於雜物。另外，有時堆放在A處的雜物，或許換個地方放就不再是雜物了。我的建議是仔細走過家裡一遍，看著每個物體，一一自問是否喜歡或者有在使用。如果答案是否定的，就可以考慮將它移出生活空間，你的能量束會因此感謝你的！

當你住在零雜物的環境時，會更容易釋放那些惱人的能量束，也更容易維持有益、強健且清澈的能量束。在完成了住家的雜亂清理後，下一步是淨化並進行空間清理。

空間清理技巧

在古代，人們懂得在自己的住所中創造和諧感的重要性。他們發展了不同的技術和方法來釋放停滯的能量，以便在生活空間中喚起歡樂與活力。每個古老文明和原始文化都會使用空間清理技術，清理法和工具也會隨著不同的族群部落而有所差異，但清理的目的都相同——為了在生活空間中創造更大的和諧與清晰。

美洲原住民會在儀式中使用鼓、搖鈴以及燃燒藥草，中國人用鑼、誦咒和燃香，而中世紀的歐洲則是使用鹽和禱告來淨化能量。在中東則是悶燒像是乳香、沒藥等乳脂以祛除負能量。其中有些傳統方法也完整地保留到現代，例如希臘東正教的牧師會在教堂裡搖晃薰香爐，而人們為了驅邪會把鹽撒過肩膀，這兩種方法都是古老的空間清理技術，不過還有很多的清理技術都已隨著時間的流逝而失傳了。

過去四十五年來，我不斷練習淨化和調和家庭能量的技術，我稱之為「空間清理」。我初創這個名詞時，還擔心大家會不會以為它的意思是拿著掃把在空中揮舞，而不當成一回事。但幸運地，這個詞在大家心中留下了印象，現在則受到普遍的使用。

無論使用什麼名稱，當今的空間清理技術都是源自於世世代代的人類使用過的古老技術。

清理住家空間就是為你的生命清出空間

這些在幾世代前為人類帶來活力的古老儀式，也可以為現今的家庭和企業注入平靜與平衡。當你家做了空間清理後，惱人的能量束就很難繼續在家中的能量場停留。許多人發現這些古老儀式能夠很順利地應用在現代生活中，最重要的是，大家發現這些儀式是有效的！

經歷了一個世紀快速的科技進步後，人類正在恢復失去的空間清理傳統。西方企業會聘請專業的空間清理師，因為發現這樣可以提高銷售額和生產力。美國一些最大的房地產公司也在使用空間清理師所提供的服務，以大幅促進房地產的銷售。在開始建造大型郊區住宅的開發計劃之前，土地管理公司會先雇用空間清理師在土地上進行祝福。一年前從未聽說過空間清理的屋主，現在會拿著搖鈴、焚燒鼠尾草，並且吟唱梵咒，因為他們發現空間清理完後，房子的氛圍感覺起來更好了。

住家能量反映出人的思想與意圖

你家裡交織著無形但確實存在的能量束，「家」不只是個無生命的物理結構，而是存有振動的能量和無形能量場的容器……而這些能量場能夠反應出你的想法與意圖。

每個空間都有能量，家裡的每一立方公分都是由無限流動的能量束所組成。當你進入一個立刻讓你感到明亮和能量提升的空間，或者走進一個讓你感到耗損和疲憊的房間氛圍，這就代表你正對環境能量作出反應。如果你進入一間剛發生過爭吵的房間，覺得緊張和沉重，這也是體驗到殘餘的能量，即使爭吵結束還依然存在空間裡。

有時家裡或辦公室的能量會變得停滯不前。在這種情況下，你可能會感到疲倦和無精打采，或是變得煩躁和憤怒。然而，學習一些簡單的技術來淨化空間能量，可以對你的感受和生活產生積極顯著的影響。

當你從靈界喚請祝福和協助時，負能量束會脫離，數不清的奇蹟和喜悅會充滿你的心，你的房子就成了你靈魂的安居之處。

任何清理技術最重要的要求，永遠都是你的直覺和內心提示。當你向靈性敞開心扉時，就會被引導到適合你的工具、資訊和儀式。

走過家裡的每個主要房間並一邊搖鈴（敲鐘也可以）、在聖壇上點燃薰香，或者早晨時用羽毛搧動鼠尾草燃燒時所起的煙霧，可以讓你的心神一整天都保持清晰。當你在家裡做空間清理時，負能量束通常會跟著脫離。以下有幾個步驟可用在你的空間清理中。

空間清理步驟表

1.安靜地坐著：閉上雙眼，觀想空間清理帶來如水晶般清澈的能量到你家。「直覺」就是讓你家進入能量世界的鑰匙。

2.大量的水：在空間清理前後和整個過程中，你都必須攝取充足的水分。水能協助你的身體傳遞能量，並有助於釋放清理過程中可能帶來的不必要能量。

3.把食物拿開：在清理的過程中，最好不要把裝有食物的敞開容器放在附近，因為食物可能會吸收能量。

4.不穿戴珠寶：請脫下珠寶，特別是金屬戒指或手鐲，它們多少會阻礙你在清理過程中感知能量的能力。如果珠寶脫不下來也別擔心，清理還是有效的。

5. 聚焦你的意圖：清楚地知道你想要住家、其他居住者和自己獲得什麼。

6. 讓雙手變敏感：慢慢做幾個深呼吸，感知空間的能量。環繞房間一圈，或使用你任何一個感官來感知房間裡的能量。

7. 慢下來：記得讓你的心念靜下來，並在空間清理時一步一步慢慢走。這會讓你感知到微妙的能量流。

8. 感受空間裡的能量：空間清理所需的技能之一，就是要能感知能量場。為了發展這項技能，請你伸出一隻手並慢慢地沿著空間周圍走動。注意各個區域所帶來的不同感覺，你的手臂可能會在不同的地方感到沉重或輕巧、溫暖或寒冷。可能有些地方感覺很黏稠，有些地方則很光滑。這不是你幻想出來的，你是正在感知能量（一般來說，感覺黏稠或沉重的區域是特別需要清理的地方）。空間清理的祕訣就是慢慢來，穩住你的心念，並相信你所感知到的東西。

9. 站在門口：把身體重量平均分配到雙腳，站在你要清理的房間門口。花幾分鐘時間將你的意圖投射到房間內，並向造物主祈禱以獲得指引與協助。

10. 打破停滯不前的能量：拿起你要使用的工具（鐘、鑼、鼓、燃燒的藥草、精油噴霧），從入口開始繞行一圈，並保持著你正在創造美好能量漩渦的意圖。舉例來說：如果你是用鐘當清理工具，請在入口處內敲響第一聲，然後一邊敲鐘一邊繞著房間走一圈，同時專注於觀想房間裡的能量將會閃閃發光！

11. 撫平空間的能量：清理完房間後，需要撫平空間的能量。你可以用手在房間四周輕輕地撫摸，就好像在撫摸一隻貓一樣，直到你感覺空間能量已穩定與平順（你也可以用羽毛等工具來撫平能量）。

12. 喚請祝福：每清理完一個房間，就喚請靈界存有的支持和指導，並想像房間充滿了光和愛；你可以默默地祈禱，也可以大聲地祈禱。這是清理過程中最重要的部分，你必須帶著敬意、尊重和奉獻的心來完成。

13. 畫一個數字8：完成一個房間的清理後，請用清理工具畫一個8字形，將房間的能量封好，然後繼續清理下一間。建議從家裡較低的樓層開始。

14. 懷抱感激之情：完成後，帶著感恩的心回到最初開始清理的那扇門（通常是大門口）。一旦完成清理，負能量束就很難流入你的家中，也只會有正能量束流出或流進你的身體。

15. 洗手：用冷水沖洗手肘以下的部位。在擦乾手前，先把手甩個幾次。冷水和甩手都有助於釋放可能附著在手上或身體上的任何能量。

空間清理的工具

選擇空間清理工具

清理時使用的工具，只是承載你意圖和祈禱的媒介。工具本身無法使住所成為聖殿，鐘、鼓或鑼只是個聚焦點，讓你把能量引導到空間裡。然而，你選擇的工具很重要，因為當你覺得與它擁有緊密的連結時，工具就更能協助放大你的意圖。

每個人對空間清理工具的喜好不盡相同。有些人可能會愛上鼓，覺得每次聽到鼓聲，就能更敏銳地感知到能量；有些人則覺得燃燒鼠尾草可以產生強烈的能量轉化。最棒的空間清理工具就是你最受到吸引的那一個。你付了多少錢，或者工具來自哪裡，都比不上你對它的熱愛來得重要。

強化你的空間清理工具

為了使你的空間清理工具更加強大，請將它拿近你的身體，並視之為自己身體和靈魂的延伸。當你和空間清理工具頻率相互調和時，一種特殊的煉金術會強化你所執行的每一個空間清理儀式。

淨化你的空間清理工具

在空間清理前後，你都應該淨化使用的工具。如果你用的是石英水晶，你可以把它們放在陽光下曬，或是用乾淨、流動的冷水中沖洗。如果你用的是鼓、鐘（鈴）或羽毛，可以用燃燒的鼠尾草或雪松松針的煙霧，進行煙薰淨化。你的空間清理工具應該特別收在一個地方，並保持潔淨，這一點很重要，因為這可以讓工具四周的能量保持清新和活力。

以下是我們常使用的一些工具。除了可以用來清理住家和能量束，也可以用來喚請祝福和愛進入你家。你家裡的能量越強、越明顯，你的能量束就會越強韌、越有活力。

鐘

世界各地都有美麗的鐘，它們的製作材料和鐘聲也各有不同。如果你覺得跟眼前這個鐘有著連結感，你也喜歡它的聲音，就可以當成空間清理的工具。關於鐘的故事與歷史多到可以寫滿一整本書；請善用直覺與適合你的鐘相遇吧！

頌缽

和尚將大大的金屬頌缽拿在手上，他的手指環繞著這個冰冷、平滑的頌缽，而頌缽的重量也沉沉地落在掌心。專注且誠心地，他拿起木槌輕敲頌缽的邊緣後，便拿著木槌順著缽的邊緣滑行，一股低沉的嗡嗡聲逐漸強而有力地浮現，他的雙眼輕闔，呼吸逐漸變得深而緩慢；聲波穿越他後逐漸滿溢屋內。他輕輕放下木槌，靜靜坐著直到頌缽的聲音逐漸成為呢喃……他緩緩睜開雙眼，看著身邊的整個空間似乎隨著能量和光而閃耀著。

西藏頌缽有時又稱為喜馬拉雅缽，源自西藏、尼泊爾或北印度，而且擁有淨化家中能量的絕佳聲音。它們在亞洲的使用歷史可以追溯到三千年前，所創造出來的聲波可以強勁到讓人覺得牆壁似乎要被震垮了。它的聲波可以直抵你的內在靈魂，也可以淨化你和家裡的能量束。事實上，有些西方醫生會用頌缽來治療癌症患者，因為發現頌缽的聲音能對生病的細胞產生良好的作用。

用於靈性領域時，它的聲音也可以投射出強大的能量形式。亞歷山德拉．大衛．尼爾是法國的冒險家，在二十世紀早期花了十四年的時間探索西藏。她曾見過一名偏僻寺廟的喇嘛所敲擊的頌缽散發出光芒，喇嘛說頌缽所發出的聲音能夠創造出形體甚至是靈性的存有。他也表示一個人的思想和意圖會隨著頌缽的聲音傳遞，並轉化成能量的形式。

水晶頌缽

石英水晶頌缽有個非常特別的功能，是可以調和房間裡面的光能和你的個人能量場。對於清理任何不需要的能量束可說是成效卓越，尤其是那些連結到你的第三眼和頂輪的能量束。

石英水晶頌缽所創造出的能量就像是自然界中的煉金術，而且還可以大幅地直接提升一個空間的意識。在進行靈性儀式時使用水晶已有悠久的歷史，石英水晶能夠傳遞訊息以及能量，因此當年也被用在原始的石英收音機零件上。

水晶頌缽的尺寸從直徑六英寸到二十英寸都有，不同尺寸的水晶頌缽發出的音調也有所不同。這些頌鉢能用木槌輕輕敲擊，發出像是鐘聲般純粹的聲音。你也可以用橡膠包覆的木槌繞行水晶頌鉢的邊緣直到它開始「歌唱」。當心不要讓水晶頌鉢的振動變得太強和持續時間太長，這可能會讓水晶鉢裂開。水晶頌鉢的聲音會進行漩渦式運動，能為空間中的能量創造出充滿魔力的漩渦。

薩滿鼓

薩滿都用鼓聲來退散負能量、淨化空間以及釋放繫帶與附著物。一直以來，以大地為本的文化都會用鼓聲來清空負能量，好迎接正能量。

我的靈魂與擊鼓有著很親近的連結，也看過使用鼓聲清理後的深層結果。我擊鼓已經有好幾十年了，但是在非洲和祖魯人一起生活時的經歷，讓我更加深刻地感受到了鼓聲的力量。

有一天晚上，我在波布那一間由稻草和泥土築成的小屋裡，與祖魯族的精神領袖科瑞多．穆特瓦（南非納塔爾省祖魯族的薩滿巫醫兼作家）坐在一起。小屋中間燃著柴火，透過火焰上方的屋頂開口，我能夠看見天上閃爍的星星。火堆上有些小餘燼漂浮起來，好像要加入天上那些閃閃發光的亮點。

科瑞多旁邊放著一個巨大且用舊的鼓，他會用手有節奏地敲擊它。鏗鏘有力的鼓聲充滿我的體內，而且感覺像是直接穿透了我，直抵生命的核心。除了節拍之外，一切都已不存在；時間既沒有開始，也沒有結束；沒有黑暗與光明之分，也沒有好與壞之別……一切事物就只是單純地存在著。

如果宇宙是由一股有節奏且不斷變化、不斷流動的能量所組成，那麼鼓聲就是將我從岸上推向那古老而原始的聲音流——也就是我稱為「家」的地方。這次的經歷也加深了我與擊鼓的連結。

對我來說，鼓提供了一種深奧且精緻的通道來釋放附著物、融解黑暗能量、清理負能量束，以邀請充滿愛的能量進入室內空間。我已經好幾次使用鼓來清理黑暗能量。

我是製鼓人，因此對鼓有特殊的連結。我和先生已經製鼓數十年，也會一起擊鼓。我們一起用擊鼓來歡慶生命的循環、讚頌我們的生命，釋放那些積累停滯的情緒，好能夠更親近造物主。我也教過如何擊鼓以及帶領過鼓圈（一群人圍坐成圈一同擊鼓）。

鼓是我的同盟摯友，引領我進入自己靈魂的中心，而它的另一項禮物就是淨化空間與人們。

鼓聲是我們基因編程的一部分。鼓聲將我們與古早之前，人類部落圍在營火旁生活的記憶相連結。它那富有韻律的節奏是宇宙的脈動，也是宇宙心跳。美洲原住民部落相信，擊鼓並配合吟唱能夠打開一條神祕的通道，鼓聲可以讓我們連結造物主與大靈。在西伯利亞的薩滿文化中，他們相信鼓聲能夠建造一座橋讓你往來於不同的世界之間。一旦停止擊鼓，這座橋就會消失。

用鼓聲進行空間清理

1. 向你的鼓致意：用手緩緩地摩擦鼓的周圍就是在向它致意了。你可以想個名字或是神聖的頭銜來稱呼你的鼓，例如「星之歌手」或是「大地母親的心跳」。

2. 將鼓抱近你的心：想像愛的能量流進鼓中，並讓你的意識充滿整個鼓內。

3. 靜止不動，讓內在能量堆疊：當感覺能量達到巔峰時，請以一聲吼叫示意，或者直接開始擊鼓。這能夠喚請高靈前來協助。

4. 開始擊鼓：鬆鬆地握住鼓棒，保持手腕靈活，你該揮動手腕來擊鼓，而非用手臂施力。從心跳般的雨聲「咚─咚」開始敲擊會是很棒的開始，因為這就是人類最原始的聲音，而且我們都曾在子宮裡聽過這種聲音。

5.讓呼吸變得深沉並讓身體放鬆：讓節奏進入它自身的和諧中。用你覺得最喜歡的節奏（不論它聽起來如何）擊鼓，讓它自然「成長」。信任自己的直覺、放下自我，允許鼓聲自然地流露，並與鼓的靈性連結。

6.擊鼓到整個房間「說」清理已完成：你的直覺會告訴你何時該停止。

7.用鼓畫數字8：把你的鼓握在身前，以畫出數字8的方式移動它，這樣可以把能量封住。當數字8畫完，你應該回到開始擊鼓前的角落或區域。

8.感恩造物主的協助：可以說出來或是在心裡訴說你對鼓的感謝。然後保持靜止，讓高靈充滿整個空間與你。

空間清理工具的使用方式與能量切除雷同。鼓與其他清理工具最大的不同，在於鼓聲能很快地破開沉重、濃稠且厚重的能量。換句話說，鐘、編鐘、精油、羽毛和薰香就適合用在祛除較輕的能量。

響鈴：呼喚高靈

不是所有部落都使用鼓，儀式用響鈴也很常見。我也喜歡使用響鈴，因為對我來說，用響鈴呼喚高靈通常要比用鼓來得容易。那較為柔和的鈴聲就是可以把我引進周圍世界的擴張意識中。

現代社會中，大家一般是用響鈴來安撫嬰兒。這在原始文化中也是常見的做法，由於部落會使用響鈴驅趕負面靈體，因此也認為響鈴能保護嬰兒。

響鈴可以用在清理負能量以及創造保護和祝福的能量。部落的響鈴是用不同的材料所製成，像是葫蘆、龜殼、陶土、牛皮甚至是雕刻的木頭，而且都會以象徵性的方式來裝飾（例如每一個部分的裝飾都有含義）。

鼓會被視為神聖的物品，是因為它的節奏能夠創造出連接實體世界和靈性世界的橋梁，而部落響鈴的節奏也能夠改變意識，並且把我們傳送至其他界域。

當你搖動響鈴時，它的聲音能夠柔和地清除那些對你或家裡無益的能量束，同時讓有益的能量大量流入你所在的環境中。拿著響鈴從你的頭頂開始搖動，並同時往身體下方遊走，就可以同時清理你的能量場和周遭的能量，也能夠清理身上最微小的附著物和無益的能量束，並且增強你的正能量束。

強化你和宇宙之間的能量束

將平衡、有活力的能量引進家中最有效的方法之一，就是使用居家聖壇。居家聖壇的使用記載可以一路追溯回最早期的人類歷史，甚至是追溯到人類還處在穴居期的史前時代。專家學者曾在洞穴的壁架上找到由熊骨和其他物體組成的聖壇。直到現代，我們也會無意識地設立出變化型的聖壇。

舉例來說，大家習慣在家裡的鋼琴上放照片，這就是一種潛意識的祖先聖壇，而放在壁爐上方的擺飾就是和古希臘敬拜女神赫斯提亞的聖壇相呼應，因為把聖壇擺在壁爐旁邊能夠庇佑家宅（和火爐）。

聖壇不需要和特定宗教有關聯，簡單搜集一些對你有意義的物品就能夠為你的家增添能量。設立聖壇也能很大的助益，因為可以幫你的家裡提供一道靈性帷幕，也會像燈塔一樣向更高的靈性存有或界域傳送訊息，請求祂們的幫助，同時在空間中散發閃耀的能量。

為什麼設立聖壇是很有幫助的

聖壇的力量往往在於它的外觀。聖壇的結構和擺放的物品之所以會吸引我們的心靈，是因為它們為無形賦予了有形的形式，讓神性能以雙眼可見的方式彰顯出來。

由於靈界不可見的本性，人們往往很難理解。然而，一旦物體被精心放置在聖壇上，代表實體的思維、計劃、想法或夢想時（基本上它們是不可見的），就是在為你的意圖提供實質媒介。

設立聖壇是神聖的行為，也是帶有力量和恩典的行為。只要花幾分鐘的時間站在聖壇前，你就能夠超越現實維度進入一種由光、聲音和能量所融合成的精巧存在狀態。設立聖壇能加強你和宇宙連結的能量束，注入能量讓所有的能量束散發光芒和充滿有活力的頻率，這也會對流進、流出你身體和住家的所有能量產生深遠的影響。

從零開始建立你的聖壇

1. 聖壇的位置：你可以用很多方法來決定聖壇的位置，然而，最好的位置就是你覺得最適合自己的地方。空間大小不重要，一個有效又充滿愛的聖壇不會因為尺寸大小而影響它的力量。

重要的是，你在意圖明確的情況下，盡最大的努力來創造出代表自己內在的聖壇。所以不管設立在架子、壁爐、窗台、咖啡桌、梳妝台或地板上都無妨。

2.準備自己的聖壇：決定了聖壇的位置後，收集你需要的材料。選出想要放在聖壇上的物品，並決定好擺放的方式，最後淨化所有物體和空間的能量。你需要決定想讓聖壇呈現出什麼樣的感覺，不妨多花些時間來進行這個步驟，因為這是為聖壇奠定基礎和能量。

這是非常重要的一個環節，聖壇會擁有什麼樣的基本能量，就是在一開始建立的時候就決定了。聖壇的持續能量取決於你在這些準備階段所帶有的注意力和貫徹性。

3.聖壇布的選擇：聖壇布可為聖壇的其餘部分提供踏實的接地狀態，代表聖壇的根基。聖壇布可以為任何聖壇增添豐富性和深度。你所選擇的顏色和材質，需要能夠讓你感受到理想中「親和束」擁有的感覺。以下是不同顏色的聖壇布所帶有的象徵：

- **紅色：行動、勇氣、體力、腳踏實地。**
- **橘色：樂觀、社交聯繫、熱情和耐力。**
- **黃色：心神清明、快樂、愉悅。**

● **綠色：成長、豐盛、療癒、和諧、希望。**
● **藍色：信仰、信任、溝通、誠意、智慧。**
● **紫色：貴族、優雅、靈性調和、尊嚴。**
● **紫羅蘭色：與靈性和天使界的連結。**
● **粉紅色：愛、真誠、純真。**
● **白色：輕盈、純淨、簡潔、清潔。**
● **黑色：毅力、力量、優雅、深度、智慧。**

4. 神性的象徵物：每個聖壇都應該放一個代表靈性或神性能量的物品。至少要有一個能夠代表超越「普通生命維度」（亦即我們所生活的實體領域）的象徵物，這可能是來自大自然的贈禮、一位靈性導師或古代神祇的圖片，或是耶穌、聖母瑪利亞、佛陀的神像。擁有代表超越實體領域的聖壇主體，就是在宣告你的祭壇是一個神聖空間。

5. 代表你（以及朋友和家人）的物品：聖壇上出現「你自己」也是很重要的，所以需要放置一些能夠代表你的物品，可以是照片、水晶、石頭或紀念品等等。你也可以加入代表其他人的物品，以確保你們之間的能量連結是正向有益的。

我在自己的聖壇上，放了一小隻手工雕刻的石頭母熊來代表我，一隻公熊代表我先生，還有一隻小熊代表我女兒。

我讓它們面對面圍成一圈，並在圓心放了一顆心形的玫瑰水晶。

6. 向你的聖壇獻上敬意：這個奉獻儀式能夠將能量引入聖壇，將之啟動並為你和家人、朋友帶來積極、有益的能量。你可以參考這裡的啟動祈禱詞：「願存乎萬物之中的造物主能為這個家帶來祝福。願這座聖壇燈塔能夠提醒每一個人內在本然的神聖喜樂之火。讓歡樂、愛、指引以及平和充滿這些物品和聖壇所在位置。願這些物品能賜福內在平靜和喜樂於我們家。」

7. 保護聖壇的能量：聖壇的能量建立好之後，別忘了讓它不斷保持清新與更新，才能永遠作為力量及平靜的源泉。有很多方法可以使用，最簡單也是最強大的方法就是定期在你的聖壇前冥想、靜心。冥想能夠淨化聖壇上的物品，也能夠強化那些連結你內、外世界的能量束。

祈禱詞和意圖的力量會將能量注入聖壇，這些能量也會散發到宇宙中，並放大你內心所想的事物，使它成為世上的療癒和發起行動的力量。這股能量也會返回到你身上，讓你感到充滿生命力與平和。

這是一個雙向的過程，不但會對你的生活產生驚人的影響，還可以不斷地增強聖壇的效力。

聖壇和家裡的石頭與寶石

人類很早就開始在聖壇（和個人生活空間）使用拋光的水晶寶石，以達成治療的目的。人們認為不同類型的水晶擁有獨特的能量，有些能啟動療癒程序並用於放鬆，有的則可喚起活力。在家中的聖壇放上特別挑選的水晶，有助於快速與特定能量連結。以下是一些水晶的能量特質：

- **瑪瑙**：成功、幸福。
- **琥珀**：保護、治療。
- **紫水晶**：同情、洞察力。
- **海水藍寶**：和諧。
- **東陵玉**：治療。
- **雞血石**：治療、強身健體。

- **紅玉髓**：身體接地。
- **黃水晶**：心神清晰。
- **祖母綠**：靈性療癒。
- **螢石**：心靈調整、鎮定。
- **石榴石**：體力、決斷。
- **玉**：療癒、智慧。
- **黑玉**：接地、保護。
- **青金石**：靈性、直覺、尊貴。
- **孔雀石**：體能、療癒、淨化。
- **月光石**：情緒平衡、陰性特質。
- **黑曜石**：接地、保護。
- **蛋白石**：情緒清晰。
- **橄欖石**：靈性和身體療癒、恢復活力。
- **葡萄石**：冷靜、無條件的愛、療癒。
- **石英水晶**：靈性調整。
- **紅寶石**：力量、健康和靈性上的熱情。

● **藍寶石：**奉獻、靈性。

● **透石膏：**做夢的能力、直覺、冥想。

● **拓帕石：**擴張、知識。

● **碧璽：**淨化、療癒、保護。

● **綠松石：**治療、平衡。

你從大自然中收集來的石頭也可以成為療癒能量的來源。同樣地，特別之人送給你的石頭也會包含你們彼此的能量連結，將這些石頭放在聖壇上也是將能量植入空間的一種方式。

以植物與花為供品

在世界各地的聖壇上，你會發現有些地方會以水果、鮮花和穀物當作供品，因為它們代表了地球母親所帶來的恩惠。一顆新鮮的甜橙、一小碗米飯、美麗的鮮花——這些都能夠為聖壇增添豐盛、美麗和豐富的感覺，無論它們放置在家中的哪個角落皆然。這些供品能吸引相對應的正能量，並且將能量鞏固在家中。

喚請天使到你家

邀請祝福進入你家最好的方法之一就是喚請天使能量。有個非常簡單的方法可以讓你家充滿光明和活力：點燃一枝蠟燭，靜下心，觀想天使替住家和家裡所有人移除不需要的能量束。想像身後有個大天使，將你籠罩在祂翅膀的光芒中，放下、臣服，相信一切是安好的。

有個祕訣可以讓這個方法成為最強大的方法：相信天使並信任祂們可以切除所有不需要的人事物。天使是存在的（即使你不相信），如果你真誠地信任祂們，這種方法會更有效。

我很樂意與你分享一些相關經驗，希望能加深你與天使界的連結。實不相瞞，在我接觸到天使之前，我也不相信天使的存在。但現在我知道天使和我們之間只有一線之隔，而光是簡單地閱讀這段與天使有關的訊息，你就已經開始創造更多充滿愛的能量束與天使連結了。

第一次體驗到天使的存在，就是當我十七歲重傷住院的時候。有一天晚上，我被劇烈的疼痛給痛醒了，感覺再輕微的力量都能把我撕裂，一波又一波的痛楚席捲著我的身體。我默默請求希望有人能夠幫助我。

這時我聽到門嘎嘎作響地打開了，然後是一陣腳步聲。不久後，我感覺到一隻手輕輕地滑入我的手中。緊接著，疼痛消退了，取而代之是一股美好的安全感。我睜開眼睛，預期會看到那位進來安慰我的好心護理師或醫生，但房間裡卻空無一人！

奇怪的是，我當下還是能感受到那隻手溫暖的觸感。「明明就是有人把手放在我的手中啊！」不過無法否認，儘管我可以感覺到「祂」的手指與指甲，眼前真的沒有任何人。然而一股平靜與放鬆感隨之而來，我也沉沉地睡著了。那晚之後，每當我感覺疼痛不堪，那隻溫暖的手就會在夜晚出現撫慰我。有時候這隻手感覺起來是男人的手，有時候像是女人的手，還有一次是小巧如孩子般的手。我很感激祂們的協助，如今我已經明白那是天使的手。

從那個時候開始，天使就以各種形式進入我的生命。大多數的時候，祂們是以突如其來的洞察力或直覺出現；有時是無形的，就像我住院的經驗一樣。但在極少數情況下，天使會以人類的形象出現。

這次體驗發生在我十八歲那年。出院後，我的生活一直很艱苦，我住在高速公路旁的拖車場，而且在卡車中繼站洗碗，試圖掙錢讀大學。當時沒有認識的任何人在身邊，所以特別感到孤單，那些冷颼颼的冬夜對我來說更是特別難熬。高速公路的冷風和從未中斷的噪音會通過拖車的金屬車身滲入我住的小空間。嚴酷的工作和對生活的絕望令我難以承受，而我經常是在悲傷與疲憊中入眠。

在某個寒冷的冬夜，我在凌晨三點左右沮喪地醒過來。我覺得受夠了，想逃離這樣的生活，一種萬念俱灰的冷靜從心裡冒出來，我知道該是自我了斷的時候。

我帶著赴死的決心離開拖車，走到大馬路上，打算穿越一個大公園往一座橋走去。地上覆蓋著一堆堆骯髒的雪，當我走過被路燈照亮的公園時，看見一位年紀相仿的青年坐在公園的長椅上，頭低垂著。

在一般情況下，我不會在凌晨三點接近一個陌生人，但那個晚上我自認無論如何都要結束生命了，所以想著：「如果他想要傷害我，那又有什麼大不了的？反正我過不久就要去死了，也沒什麼好損失的。」

我走上前並問候他還好嗎？他抬頭看著我搖搖頭，喃喃地說：「不！我不好！」

我在他身旁坐下，他繼續跟我說在生活中所遇到的困境，最後坦白他也是準備要到那座橋去自我了斷。

我們聊了很長一段時間後，我說：「嘿，你還年輕，雖然現在狀況很低潮，但是一定會好轉的。」

他振作了起來，說我幫了他大忙，非常感激我。我心情也好轉起來，忘了想要跳河的事，所以就轉身回家了。當我走過公園的時候，太陽正冉冉升起，之前看起來灰灰髒髒的雪堆現在變成粉紅色，而且在暗色的土地映襯下看起來很是美麗。當我踏進拖車時，我知道儘管我的人生正值低潮，但情況會好轉的……而我的情況也真的好轉了。

多年後，我了解到那場巧遇並不是偶然。我相信在那個寒冷的冬夜，我遇到了一位天使，而且是「真正的」天使。當然這的確是個無解的謎，但是那個人對我來說永遠都會是位天使。

天使會以不同的的形式現身，然而大多數的時候祂們是隱形的。不是只有我受過隱形天使的幫助，一位學員也經歷過同樣的情形。

一次我在愛爾蘭傳授關於天使的課程時，發生了一件超乎尋常的奇蹟。當時有個練習活動，需要參與者高舉他們的右手。

有位在場中央坐著輪椅的男子感到相當沮喪，因為他的疾病讓他無法舉起手，但他很想跟著我的口令做動作。突然間，他覺得有人在他背後抬起了他的手臂，當他轉頭想看看是誰在幫忙時，卻沒有看到任何人站在那裡。

儘管如此，他仍可以感覺到那個握住他手臂的人的手指和手，他的手臂上甚至有被握住的凹痕。我要求參與者舉起手臂五次，而那隱形的手每次都幫他舉起手臂。他的太太就坐在他旁邊，也看見了他上手臂的指痕，似乎有隻看不見的手正在幫忙。課程結束後這對夫婦來找我，他們雙眼閃著淚光，覺得自己親身經歷了奇蹟。

我和朋友安德莉亞有次在倫敦喝咖啡時，也遇到以人樣現身的天使。當時安德莉亞是世上最暢銷雜誌之一的總編輯。我們坐在一間沒什麼客人的小咖啡館裡，縮在小茶桌旁聊著彼此生活中的瑣事，就在我們即將結束談話時，有位滿頭白髮、穿著粉紅色西裝，頗為引人注目的七十多歲女士走進了咖啡館。她點了一杯卡布奇諾後就直接走到我們的茶桌旁，並詢問她是否可以跟我們坐在一起。

我們愣了一下，因為其他桌子都是空的，而我們這桌的位置小到連我們自己都覺得很擠，但我們還是答應了她的要求。她坐下來並把咖啡放在桌上後，便轉向安德莉亞開始說話，而這些話好像是從她的靈魂直接流入我朋友的心中。

她給了安德莉亞一些生活上非凡的見解與指引。後來我和安德莉亞忍不住面面相覷，暗想：「這實在是太不可思議了！」

當我們回頭望向那位白髮女士時，她消失了……完完全全地消失了！她既不在咖啡館裡，也不在街道上，就這樣消失了！

我們驚訝地看著她那杯原封不動的卡布奇諾，然後又望向彼此。安德莉亞向前傾身低聲對我說：「那是個天使啊！」

我也點著頭說道：「那是天使沒錯！」

天使是真實存在的，而祂們是來幫助我們的。祂們的存在與否，就只取決於想法上的一線之隔。

當你在清理自己那些無益的能量束和家裡的能量場時，請喚請祂們的協助與支持。

後記

感謝在這段探討能量束本質的旅程中有你同行。正如同我在前言中所提到的，我摯愛的夏威夷老師曾告訴我：「當你了解這些能量束的本質後，你就站在生命中一切至關重要事物的中心。你也會知道如何優雅地站在個人力量的中心。」她的一席話引導我走過幾十年，也啟發了我的了悟之旅：我們並沒有與周圍的世界分開，我們是遼闊且充滿活力能量海洋的一部分，而它不斷地與我們互動著。

我們不僅僅是受到生命力量海洋意識的影響，我們每個人都是其中完整、不可或缺且充滿生命力的一部分。我們的內在與這一切都相互連結著。大量的能量束從我們每個人身上湧入一個時間和空間都是幻像的領域，也湧入了過去、現在和未來都存在於連續性的當下。

跟隨我們個人和集體能量束，到達浩瀚宇宙最遙遠彼岸的旅程是神聖的。我很榮幸有這個機會能和你一起走在這條道路上，我親愛的靈魂旅者，我們探索了將我們與世界上所有事物連結在一起的能量束。

我們一同了解到如何分辨那些與我們連結最為緊密的人事地物、以及能夠提升或耗損我們能量的人事地物，還有多種切斷捆綁著我們的能量束的方法，並且強化、擴張那些能夠賦予我們力量的能量束。

希望我在你閱讀整本書的過程中，帶來了溫柔的陪伴。我真誠地希望在這本書中獲得的訊息能夠對你的人生旅程有所幫助。

致謝

非常感謝我親切又高尚的編輯莎莉・梅森——施瓦布（Sally Mason-Swaab）和優秀的文案編輯瑞秋・薛爾茲（Rachel Shields）。非常感謝我可愛的女兒梅朵・琳恩（Meadow Linn），以及我堅強的丈夫大衛・琳恩（David Linn）總是提醒著我生命中真正重要的是什麼。非常感謝派迪・艾倫（Patti Allen）、泰瑞・鮑文（Terry Bowen）、凱莉・喬恰克（Kelly Chaumchuk）、盧安・西比克（LuAnn Cibik）、蘿拉・克拉克（Laura Clark）以及菲利希亞・摩西那・德海堤（Felicia Messina D'Haiti）……在我寫這本書的時候，你們持續地協助打理家務。我對你們的感激之情實非筆墨能敘述。

國家圖書館出版品預行編目（CIP）資料

能量校準：告別耗損關係，加深滋養連結，每天都能做的能量斷捨離 / 丹妮絲・琳恩著 ; 心意譯 . -- 初版 . -- 臺北市 : 遠流 , 2019.04
面；　公分
譯自：
ISBN 978-957-32-8480-2（平裝）

1.

752.27　　107023803

能量校準：

告別耗損關係，加深滋養連結，每天都能做的能量斷捨離

作者／丹妮絲・琳恩
譯者／心意
總編輯／盧春旭
執行編輯／黃婉華
行銷企畫／鍾湘晴
封面設計／ AncyPI
內頁排版設計／ Alan Chan

發行人／王榮文
出版發行／遠流出版事業股份有限公司
地址：臺北市中山北路一段 11 號 13 樓
電話：（02）2571-0297
傳真：（02）2571-0197
郵撥：0189456-1

著作權顧問／蕭雄淋律師
2019 年 4 月 1 日　初版一刷
2023 年 2 月 14 日　初版十二刷
新台幣定價 380 元（如有缺頁或破損，請寄回更換）

ISBN 978-957-32-8480-2

YLib 遠流博識網
http://www.ylib.com
E-mail: ylib @ ylib.com